漫话
神经内科疾病

主　审　吴欣娟　李继平

总主编　蒋　艳　唐怀蓉

主　编　杨　蓉　李银萍

副主编　梁　燕　冯　灵　涂双燕

编　者（以姓氏笔画为序）

卫　丹　马雪萍　邓志强　龙泽芳　冯　灵

冯　薇　李　佳　李　铭　李　鑫　李亚男

李宏丹　李思琴　李姝玥　李晓娟　李银萍

杨　蓉　杨　蕊　杨丽超　杨若澜　吴晓妍

汪　莉　张　露　陈雪梅　陈德智　罗　曦

周乾晓　胡琳雪　秦莲花　袁平乔　涂双燕

梁　燕　彭叶捷　鲁建英　曾玉萍　赖　昕

黎恩知

秘　书　李宏丹　卫　丹

人民卫生出版社
·北　京·

图书在版编目（CIP）数据

漫话神经内科疾病 / 杨蓉，李银萍主编. —北京：
人民卫生出版社，2021.11
（临床护理健康教育指导丛书）
ISBN 978-7-117-32292-8

Ⅰ.①漫… Ⅱ.①杨…②李… Ⅲ.①神经系统疾病
–防治 Ⅳ.①R741

中国版本图书馆 CIP 数据核字（2021）第 220420 号

| 人卫智网 | www.ipmph.com | 医学教育、学术、考试、健康，购书智慧智能综合服务平台 |
| 人卫官网 | www.pmph.com | 人卫官方资讯发布平台 |

漫话神经内科疾病
Manhua Shenjing Neike Jibing

主　　编：杨　蓉　李银萍
出版发行：人民卫生出版社（中继线 010-59780011）
地　　址：北京市朝阳区潘家园南里 19 号
邮　　编：100021
E - mail：pmph @ pmph.com
购书热线：010-59787592　010-59787584　010-65264830
印　　刷：保定市中画美凯印刷有限公司
经　　销：新华书店
开　　本：710×1000　1/16　印张：22
字　　数：371 千字
版　　次：2021 年 11 月第 1 版
印　　次：2021 年 12 月第 1 次印刷
标准书号：ISBN 978-7-117-32292-8
定　　价：89.00 元

打击盗版举报电话：010-59787491　E-mail：WQ @ pmph.com
质量问题联系电话：010-59787234　E-mail：zhiliang @ pmph.com

序

　　健康是立身之本，全民健康是立国之基。落实《"健康中国 2030"规划纲要》精神，提升健康素养已成为提高全民健康水平最根本、最经济、最有效的措施之一。为满足大众日益增长的健康需求，提高护理人员对患者及家属健康宣教的效果，四川大学华西医院护理部组织编写了"临床护理健康教育指导丛书"。

　　该套丛书兼顾不同受众人群的健康需求特点，以十个临床常见专科或系统的疾病护理为落脚点，由临床一线护理人员绘制原创科普漫画，把专业、晦涩的专科理论转变为通俗易懂的图文知识。整套丛书紧贴临床、生动有趣、深入浅出，翔实地介绍了常见疾病健康宣教知识，真正做到了科普服务于临床、服务于读者，是一套不可多得的、兼具临床健康教育指导及健康知识科普的读物，适于护理人员、患者及家属阅读。

　　在丛书即将面世之际，愿其能有助于提升临床护理工作者科普宣教能力，为专科护理人才队伍建设和优质护理服务质量提升作出重要贡献。同时，也希望这套丛书能帮助广大患者及家属了解疾病基础知识及康复措施，为健康中国战略的推进贡献力量。

2021 年 2 月

前 言

　　神经内科疾病常见和多发，其特点是疾病负担重、死亡率和致残率高，严重威胁着人民的健康，给个人、家庭和社会造成了沉重的经济负担。因此，人们对神经内科疾病护理服务的需求会更加强烈、多元，甚至标准会更高，对获取高质量、专业性的神经内科疾病健康知识的需求十分迫切。为此，本书以"建立健全健康促进与教育体系，提高健康教育服务能力""加强医疗服务人文关怀"为宗旨，采用通俗易懂的语言、生动形象的图画诠释神经内科疾病相关知识，贴近患者、贴近临床、贴近社会大众对神经内科疾病健康知识的需求，以期让广大护理健康教育人员更好地理解神经内科疾病，提升临床护理健康教育质量，帮助神经内科疾病高风险人群及患者预防疾病、促进健康、提高生活质量和健康素养。

　　本书从临床护理出发，以科学性、实用性和先进性为基本编写原则，以神经内科疾病患者的实际需求为导向，在调研广大一线护理工作者健康教育知识需求、工作环境和特点的前提下，整合专科教材和国内外神经内科疾病相关指南内容，并适当配以漫画、插图，力求体现适用性、通俗性和启发性。本书内容涵盖周围神经疾病、脊髓疾病、脑血管疾病、中枢神经系统感染性疾病、副肿瘤神经系统综合征、中枢神经系统脱髓鞘综合征、运动障碍疾病、发作性疾病、神经－肌肉接头及肌肉疾病、神经系统变性疾病等神经内科疾病。每类疾病选取典型病种，从基础知识、疾病危害、预防和治疗、特殊情况四方面归纳临床健康教育重点内容，其中脑血管疾病还拓展了卒中的识别与急救、卒中单元、神经介入治疗、卒中相关性肺炎及血压管理等内容。参与本书编写的人员均为具有一定科研能力且临床经验丰富的一线神经内科专科护理人员，在编写过程中他们始终保持严谨认真的态度，反复推敲、修改，保证了本书的质量。

本书在编写过程中得到了四川大学华西医院护理部、四川大学华西医院神经内科相关人员的热情指导和帮助，我们在此表示诚挚的感谢！若书中有疏漏或不严谨之处，也恳切希望广大护理同仁和专家、读者给予批评指正，谢谢！

杨蓉　李银萍

2021 年 8 月

目 录

第一篇　漫话脑血管疾病

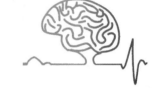

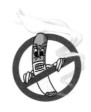

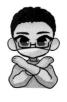

第二节 疾病危害

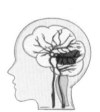

第三章　漫话脑血栓形成

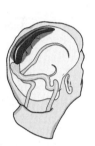

第四章　漫话颅内静脉窦血栓

第三节　预防和治疗

第四节　特殊情况

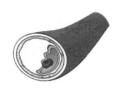

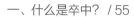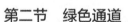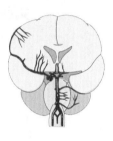

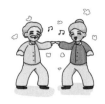

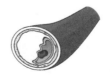
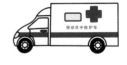

第二篇　漫话神经系统感染性疾病

第一章　漫话单纯疱疹病毒性脑炎

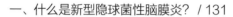

第二章　漫话新型隐球菌性脑膜炎

免疫力

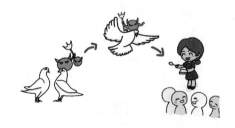

第三章 漫话结核性脑膜炎

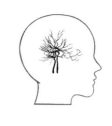

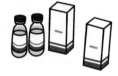

第五章　漫话急性脊髓炎

第三篇　漫话脱髓鞘疾病

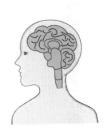

第一章 漫话多发性硬化

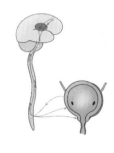

第二章 漫话视神经脊髓炎谱系疾病

第一节　基础知识

第二节　疾病危害

第三节　治疗和预防

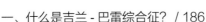

第三章　漫话吉兰 - 巴雷综合征

第四篇　漫话运动障碍疾病

第一章　漫话帕金森病

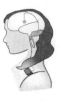

第一节　基础知识

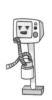

第二章　漫话肝豆状核变性

第五篇　漫话发作性疾病

第一章　漫话癫痫

第一节　基础知识

一、什么是癫痫？老百姓俗称的"羊角风""羊癫疯"同癫痫

第二节　疾病危害

第三节　预防和治疗

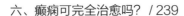

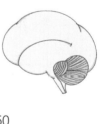

第二章　漫话癫痫持续状态急救

第一节　基础知识

第二节　疾病危害

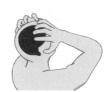

第六篇　漫话神经系统自身免疫性疾病

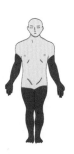

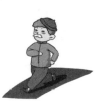

第七篇　漫话神经系统变性疾病

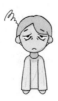

第二章 漫话阿尔茨海默病

参考文献

1

第一篇

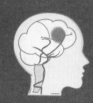
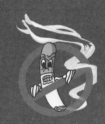

漫话脑血管疾病

第一章

漫话短暂性脑缺血发作

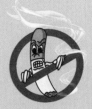

第一节　基础知识

一、什么是短暂性脑缺血发作?

短暂性脑缺血发作(transient ischemic attack, TIA)是由局部脑、脊髓或视网膜缺血导致的短暂的可逆的神经功能障碍;可见于动脉粥样硬化、心房颤动、心脏瓣膜病、动脉夹层、动脉炎等。临床表现因不同血管供血区而各异,如突然出现视物不清、肢体无力、失语等,症状多在1~2小时内恢复,即"来也匆匆,去也匆匆",超过2小时常遗留轻微的神经功能缺损。

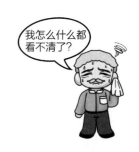

我怎么什么都看不清了?

二、年龄、性别与短暂性脑缺血发作有关吗?

TIA多发生于中老年人(50~70岁),男性多于女性。

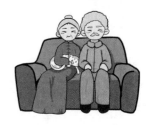

三、四肢麻木、无力是短暂性脑缺血发作吗?

TIA分为颈内动脉系统TIA和椎基底动脉系统TIA,其中颈内动脉系统TIA可能出现病变对侧发作性肢体单瘫、偏瘫和/或面瘫,病变对侧单肢或偏身麻木。

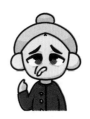

四、如何确诊短暂性脑缺血发作?

怀疑发生TIA时应尽可能行磁共振弥散加权成像(magnetic resonance diffusion weighted, MRDW),能对脑组织的生存和发育提供潜在的、唯一的信息,以明确是否为TIA。

五、短暂性脑缺血发作需要住院吗？

以下 TIA 在发病 24~48 小时内必须住院：

1. 初发的 TIA。

2. 进行性加重的 TIA。

3. 症状持续时间超过 1 小时。

4. 症状性狭窄大于 50%。

5. 存在心脏来源的栓子（如心房颤动引起的 TIA）。

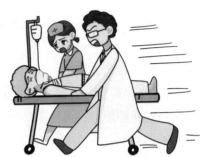

6. 存在血液高凝状态。

7. 加利福尼亚评分量表和 ABCD2 评分量表（TIA 早期卒中风险预测工具）评估为高危者。

六、如何识别短暂性脑缺血发作？

TIA 由于缺血的部位不同，其临床表现也不同，可以总结为"五个一过"症状，即一过性头晕、头痛，一过性意识模糊、平衡障碍或猝倒，一过性视物不清，一过性言语不利，一过性肢体麻木无力。

七、颈内动脉系统短暂性脑缺血发作的主要临床表现有哪些？

颈内动脉系统 TIA 的主要临床表现有眼动脉交叉瘫、一过性单眼黑蒙、失语，以及偏瘫、偏身感觉障碍、偏盲（简称"三偏征"）。

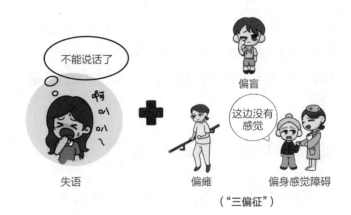

八、椎基底动脉系统短暂性脑缺血发作的主要临床表现有哪些?

椎基底动脉系统 TIA 的主要临床表现有眩晕、平衡障碍、跌倒发作、短暂性全面遗忘症、双眼视力损害、吞咽障碍、构音不清、共济失调、复视、交叉性瘫痪和交叉性感觉障碍。

第二节 疾病危害

一、短暂性脑缺血发作患者出现一过性黑矇是怎么回事？

病变侧单眼一过性黑矇或失明是由于眼动脉受累所致，还可能出现对侧偏瘫及感觉障碍。

二、得了短暂性脑缺血发作会瘫痪吗？

TIA 患者会出现病变对侧发作性肢体单瘫、偏瘫和面瘫，病变对侧单肢或偏身麻木，起病突然，迅速出现局灶性神经系统或视网膜的功能缺损，一般多在 1~2 小时内恢复，超过 2 小时常遗留轻微的神经功能障碍。

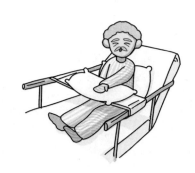

三、得过短暂性脑缺血发作就会发生卒中吗？

TIA 患者发生卒中的概率明显高于一般人群。年龄、TIA 症状持续时间及糖尿病等因素与 TIA 患者卒中的发生风险密切相关。TIA 患者短期内卒中风险很高，7 天内卒中风险为 4%~10%，3 个月内卒中风险为 10%~20%（平均为 11%），其中有 25%~50% 发生于 TIA 后 2 天内。医生通过磁共振弥散加权成像（MRDW）发现新发梗死灶的患者属于缺血性卒中患者，该部分患者再发卒中风险高。另外，TIA 患者发生心肌梗死和猝死的风险也增高。

四、短暂性脑缺血发作会引起跌倒发作吗？

会。脑干网状结构缺血可引起跌倒发作，表现为突然出现双下肢无力而倒地，但随即可自行站起，患者整个过程中意识清楚。

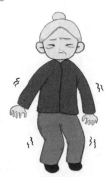

五、突然记不起刚发生的事情是不是短暂性脑缺血发作？

短暂性全面遗忘症是一种突然起病的一过性记忆丧失，伴时间、空间、定向力障碍，无意识障碍，患者的自知力存在，较复杂的大脑皮质高级活动如书写、计算、对话等正常，无神经系统其他异常表现，症状持续数分钟或数小时后缓解，大多不超过 24 小时，遗留完全的或部分的对发作期事件的遗忘，预后多较好。

六、突然说不出话是不是短暂性脑缺血发作？

有可能是 TIA 发作，如果症状持续不缓解，就可能会发展成卒中。说不出话的表现形式主要有找词困难、构音障碍、不能理解他人说话、言语含糊不清等。

七、手发软拿不稳笔是不是短暂性脑缺血发作？

有可能是 TIA，但症状一般多在 1~2 小时内缓解，如果症状一直不缓解，可考虑是卒中发作的危险信号，应尽快就医。

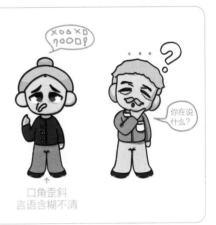

第三节 预防和治疗

一、如何预防短暂性脑缺血发作？

预防 TIA 需要戒烟、酒，适量运动，平衡饮食，按时睡眠，调整情绪等；患有高血压、糖尿病、高血脂的患者平时需注意血压、血糖、血脂的监控。

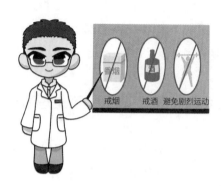

二、短暂性脑缺血发作需要药物治疗吗？

需要。目前 TIA 的治疗药物主要是抗血小板聚集药物和抗凝药物两大类。抗血小板聚集药物可减少微栓子的发生，预防复发，常用药物有阿司匹林和氯吡格雷。抗凝药物适用于已有栓塞的情况：发作次数多，症状较重，持续时间长，且每次发作症状逐渐加重，又无明显禁忌证；常用药物有低分子肝素钠、华法林及新型口服抗凝药，如达比加群、利伐沙班，还可给予脑保护剂、他汀类药物和中医中药等。

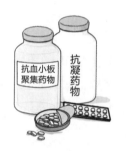

三、吸烟与短暂性脑缺血发作有关吗？

香烟里含有尼古丁、一氧化碳、焦油等有害物质，这些有害物质可导致血管痉挛、心跳加快、血压升高，还会加速动脉硬化并促进血小板凝集，使血液凝固性和黏稠度增高，以致血液流动缓慢，为 TIA 的发生创造了条件。

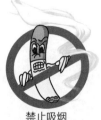

禁止吸烟

四、短暂性脑缺血发作患者如何进行体育锻炼?

1. 运动三原则　有恒、有序、有度。

2. 可按照"一""三""五""七"进行锻炼。

"一"是每天至少锻炼 1 次。

"三"是每次要锻炼 30 分钟以上。

"五"是每周要锻炼 5 次。

"七"是每次运动的心率要达到每分钟（170- 年龄）次。

3. 建议的运动方式　步行、慢跑、游泳、扭秧歌、跳健身操、爬山、骑自行车、跳绳、打太极拳等。

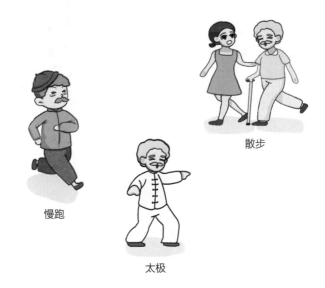

散步

慢跑

太极

第四节 特殊情况

一、短暂性脑缺血发作是脑梗死吗？

TIA 的原因与缺血性卒中相似，包括动脉粥样硬化、心脏疾病、血流动力学改变、血液成分改变等。人体是个神奇的系统，血液中有促进血栓形成和溶解血栓两套系统，在正常情况下，这两套系统相互协作，保持平衡。当血栓堵塞了脑血管，出现神经功能缺损症状时，身体就得到"警报"，会让溶解血栓的系统来"抢救"。如果短时间内"抢救"成功，血栓溶解，症状消失，则称之为短暂性脑缺血发作；但如果"抢救"不成功，血栓一直堵塞血管，相应的脑组织就会缺血坏死，出现持久的症状，则称之为缺血性脑梗死，即俗称的"脑梗死"。

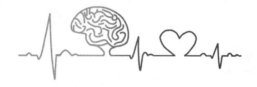

二、短暂性脑缺血发作能自行恢复吗？

答案是否定的。研究表明，30% 发生过 TIA 的患者在 1 个月内发生了缺血性卒中。虽然 TIA 后症状会完全消失，但它是一个"警钟"，提醒人体有很大可能性会发生缺血性卒中。因此，当出现 TIA 后，应该立即到医院检查，查找病因，并接受药物治疗，预防缺血性卒中的发生。

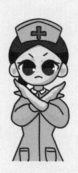

三、短暂性脑缺血发作患者发作时的评估要点有哪些?

需要评估患者发作时的症状、发作时间、持续时间、缓解时间、伴随症状、主诉、诱因、用药情况、血糖数值、生命体征和瞳孔变化、安全措施、是否有跌倒发作、复发的次数和频率及发作后有无受伤等。

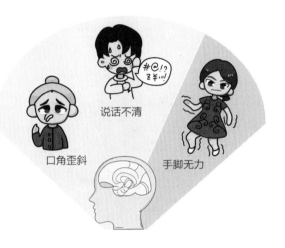

说话不清

口角歪斜 手脚无力

四、短暂性脑缺血发作后有哪些注意事项?

TIA 无论发作次数多少、持续时间长短都预示着患者处于发生脑梗死的高度危险中。一旦出现以上"五个一过"中的任一症状,都要提高警惕,特别是患有高血压、糖尿病、心脏病等疾病的患者,要在第一时间就医,争取把握住治疗的最佳时机,以降低脑梗死的概率。且 TIA 发作后,长期进行卒中的预防更为重要。

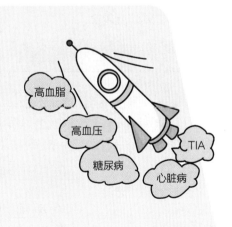

高血脂

高血压

糖尿病

TIA

心脏病

五、新发短暂性脑缺血发作该如何处理?

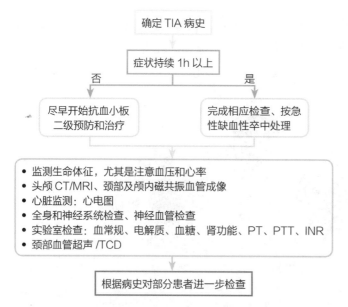

PT:凝血酶原时间;
PTT:部分凝血活酶时间;INR:国际化标准比值;TCD:经颅多普勒超声。

六、短暂性脑缺血发作发展为卒中的风险有多大?

TIA 发展为卒中的风险可以用 ABCD2 评分量表(表 1-1-1)来评估,用于评估 TIA 后早期(TIA 后 2 天至 1 个月)的卒中风险。该量表所测分数越高,发展为卒中的风险就越高。

表 1-1-1 ABCD2 评分量表

项目	描述	评分
年龄(age)	年龄≥60 岁	1
血压(blood pressure)	收缩压≥140mmHg 和 / 或舒张压≥90mmHg	1
临床特征(clinic features)	一侧肢体无力	2
	不伴肢体无力的言语障碍	1
症状持续时间(duration)	≥60min	2
	10~59min	1
糖尿病(diabetes)	有	1

注:1mmHg=0.133kPa;评分 0~3 分为低危人群,4~5 分为中危人群,6~7 分为高危人群。

(杨丽超)

第二章
漫话脑梗死

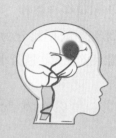

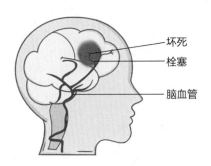

坏死
栓塞
脑血管

第一节 基础知识

一、什么是脑梗死?

脑梗死又称为缺血性卒中,是由各种原因引起的脑部血液供应障碍,使局部脑组织发生不可逆性损伤,导致脑组织缺血、缺氧性坏死。脑梗死分为脑血栓形成、脑栓塞、腔隙性脑梗死、脑分水岭梗死。

二、日常俗称的"中风"就是脑梗死吗?

"中风"不完全等同于脑梗死。中风是一类脑血管疾病的总称,包括脑血管阻塞引起的脑梗死和脑血管破裂出血引起的脑出血。

三、"脑梗死"与日常所说的"脑梗塞""脑栓塞""脑血栓"一样吗?

脑梗死曾称"脑梗塞",属于缺血性卒中,是指各种脑血管病变导致脑血流中断,局部脑组织发生缺血、缺氧性坏死导致神经功能缺损的一种急性脑血管疾病。

"脑栓塞"和"脑血栓"都属于脑梗死的类型,但是"脑栓塞"和"脑血栓"也是不同的。"脑栓塞"又称为栓塞性脑梗死,指各种栓子(血流中异常的固体、液体、气体)随血流进入脑动脉或供应脑的颈部动脉,使血管腔急性闭塞,引起相应供血区脑组织缺血、坏死及脑功能障碍。"脑栓塞"约占脑梗死的 15%。

脑血栓形成,是脑梗死中最常见的类型,是指在脑动脉血管壁发生病理性改变的基础上,在血流缓慢、血液成分改变或血黏度增加等情况下形成脑血栓,造成局部脑组织因血液供应中断而发生缺血、缺氧性软化,引起相应神经系统的症状和体征。

四、脑梗死的症状有哪些？

1. 头晕、头痛。

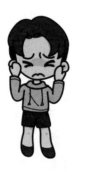

2. 一侧面部或肢体麻木、无力，步态不稳或跌倒。

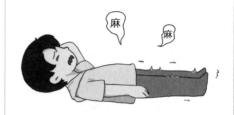

3. 失语，说话或理解语言困难。

4. 突发单侧视物模糊或失明。

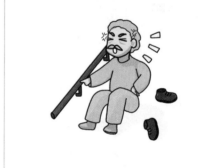

五、脑梗死的可干预危险因素有哪些？

1. 高血压。

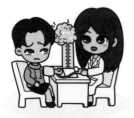

2. 吸烟。

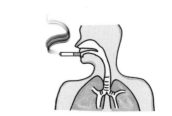

3. 被动吸烟。

4. 糖尿病。

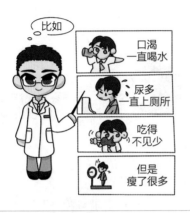

口渴
一直喝水

尿多
一直上厕所

吃得
不见少

但是
瘦了很多

5. 心房颤动。

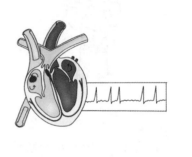

6. 颈动脉狭窄。

7. 血脂异常。

8. 镰状细胞贫血。

9. 体力活动不足。

10. 肥胖。

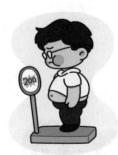

六、脑梗死的不可干预危险因素有哪些?

年龄、性别、家族史、种族。

七、诊断脑梗死的辅助检查有哪些?

1. 血液实验室检查。

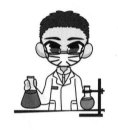

2. 头部 CT。

3. 心电图。

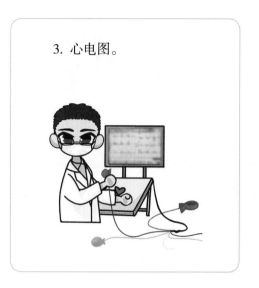

八、为什么高血压的人容易患脑梗死?

高血压是脑梗死最重要的危险因素,长期血压升高容易导致脑动脉硬化,脑动脉硬化斑块破裂后形成血栓,脑血管堵塞后导致脑梗死。另外,长期高血压使脑动脉血管狭窄闭塞,从而引起供血区脑组织缺血、坏死,引发脑梗死。

九、为什么患有糖尿病的人脑梗死的风险增高?

因为糖尿病是脑梗死发病的独立危险因素。当患者的血糖控制不好时容易加重大脑血管的动脉粥样硬化,导致血管管壁弹性减退、斑块形成,引起脑血管狭窄。当血液处于高脂、高黏状态易在狭窄部位形成血栓,导致患者发生脑梗死。

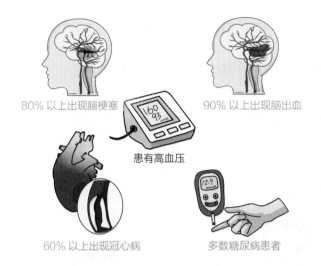

80% 以上出现脑梗塞

90% 以上出现脑出血

患有高血压

60% 以上出现冠心病

多数糖尿病患者

十、为什么血脂高的人容易患脑梗死?

因为高血脂会在血管内膜下形成动脉粥样硬化,动脉粥样硬化不断进展,形成粥样斑块,斑块增大会导致脑血管狭窄,斑块的破裂容易并发血栓形成,堵塞脑动脉,引起脑梗死。

十一、脑梗死会遗传吗?

可能会有一定的遗传倾向,但不一定会遗传。

十二、脑梗死发病与性别有关吗?

有一定的关系,男性的发病率略高于女性。

十三、脑梗死的发病人群一般都是老年人吗?

不是。脑梗死可以发生在任何年龄阶段。

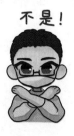

不是!

十四、脑出血和脑梗死的区别有哪些?

脑出血是出血性卒中,是指非外伤性脑实质内血管破裂引起的出血。

脑梗死又称缺血性卒中,是指因脑部血液循环障碍、缺血、缺氧所致的局限性脑组织的缺血性坏死或软化。

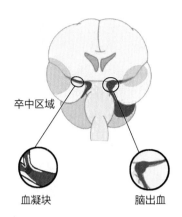

卒中区域

血凝块　　　　　脑出血

第二节 疾病危害

一、脑梗死的临床表现有哪些?

脑梗死的临床表现取决于梗死灶的大小和部位,主要为局灶性神经功能缺损的症状和体征,如偏瘫、偏身感觉障碍、失语、共济失调等,部分患者可有头痛、呕吐、昏迷等全脑症状。患者一般意识清楚,在发生基底动脉闭塞或大面积脑梗死时病情严重,出现意识障碍,甚至有脑疝形成,最终导致死亡。

二、以前没有高血压病史,但是脑梗死发生以后,血压突然升高是怎么回事?

约70%的缺血性卒中患者急性期血压升高,原因主要包括疼痛、恶心、呕吐、颅内压增高、躁动、焦虑、卒中后应激状态、病前存在高血压等。

三、脑梗死的患者都会有意识障碍吗?

脑梗死的患者是否有意识障碍与梗死的部位及大小有关,不是所有患者均会发生意识障碍。

四、我只是头晕,但是医生说我是脑梗死,有可能吗?

有可能。

五、突然听不懂别人说话是怎么回事?

这是额上回的后部语言中枢损害所致,也称为感觉性失语(Wernicke aphasia),常表现为发音清晰、语言流畅、答非所问,无听力障碍,不能理解别人和自己说的话。

六、能听懂别人说话，但是自己说话说不清楚又是怎么回事？

这是大脑语言中枢受损后出现的传导性失语（conduction aphasia），常表现为听、说、理解均正常，但不能复述或以错误的语言复述，找词困难，语音错误，书写障碍。

七、双下肢肌力正常，但是感觉迟钝，肢体不听使唤是怎么回事？

可能是脑梗死导致大脑皮质感觉区受损引起的感觉障碍。

八、医生每天都看我的眼睛，是在观察什么？

观察瞳孔，以便及时发现病情变化。

九、脑梗死的患者为什么会大小便失禁？

脑梗死的患者，中枢的控制神经系统受到损害，这样中枢的控制神经系统不能把信号传导到控制膀胱逼尿肌和括约肌的神经上。

十、脑梗死的患者记忆力下降是怎么回事？

可能由于脑梗死发生在与记忆力有关的部位，如大脑皮质、海马、丘脑等。

十一、脑梗死的患者为什么会出现喝水呛咳？

这是脑梗死引起的吞咽功能障碍，主要是由于大面积大脑半球或脑干梗死导致。

十二、脑梗死的患者为什么吃东西的时候咽不下去？

这是由于脑梗死的部位在大脑皮质及皮质脑干束的上运动神经元，其损害

21

引起构音障碍和吞咽困难。

十三、脑梗死的患者总是打嗝是怎么回事？

脑梗死患者打嗝考虑为中枢性膈肌痉挛，为迷走神经张力过高引起，导致患者不断打嗝。

十四、脑梗死患者康复以后还会再发病吗？

脑梗死是一个容易复发的疾病，其发病主要与动脉硬化及血液黏稠度增加有关，患者需要加强自我保健意识，建立合理的生活方式，如戒烟，减少酒精摄入量，合理膳食，食用低脂肪且富含优质蛋白质、碳水化合物、维生素和微量元素的食物，适当增加体力活动，进行规律的体育锻炼。高危患者需定期体检，增加患者对药物治疗的依从性。

十五、脑梗死患者需要定期复查吗？

需要。患者一般出院 2 周后应进行复查，若情况稳定则复查时间间隔一般为 1 个月、3 个月、6 个月。

第三节　预防和治疗

一、如果患有高血压，要怎么预防脑梗死？

高血压是脑出血和脑梗死最重要的危险因素，血压越高，卒中发病风险越高，控制高血压是预防卒中发生和发展的核心环节。高血压的防治措施：定期监测血压，限制食盐的摄入量，减少膳食的脂肪含量，减轻体重，进行适当的体育锻炼，戒烟，减少饮酒，保持乐观心态，提高抗应激能力，长期坚持口服降压药物。一般患者血压应该控制在 140/90mmHg 之下，同时应该根据患者年龄、基础血压、平时用药及可耐受性进行降压药物的个体化调整。

二、患糖尿病的人如何控制血糖才能减少发生脑梗死的风险？

对于一般的糖尿病患者，空腹血糖应控制在 7.0mmol/L（126mg/dl）以下，餐后血糖应控制在 10.0mmol/L（180mg/dl）以下，糖化血红蛋白应控制在 7%（平均血浆葡萄糖 8.6mmol/L）以下，同时应注意避免低血糖的发生。对糖尿病患者要进行糖尿病的基础知识教育，使其合理饮食、进行适当的体育锻炼和应用药物治疗糖尿病。

三、如何早期快速识别脑梗死？

详见第一篇第五章。

四、日常生活中如果遇到有人发生脑梗死，应该怎么做？

迅速拨打"120"求助，将患者送至最近且具有溶栓资质的医院。

五、为什么说"时间就是大脑"?

脑细胞一旦坏死将永远不能再生,而且脑细胞非常"娇气",耐受缺血缺氧的时间比身体其他任何部位的细胞都短,所以如果发生脑梗死应及时将患者送往医院进行治疗。

六、目前对脑梗死患者的治疗方法有哪些?

目前脑梗死的治疗方法主要有溶栓疗法(溶栓疗法后的护理详见第一篇第六章第三节)、机械取栓术(机械取栓术后的护理详见第一篇第六章第三节)、抗凝、降低纤维蛋白原、脑保护等治疗,以尽早改善脑缺血区的血液循环,促进神经功能恢复。

七、在溶栓疗法时间窗内的所有脑梗死患者是否都可以采用该方法?

只有符合溶栓疗法适应证的脑梗死患者才可以使用溶栓疗法(溶栓疗法适应证和禁忌证详见第一篇第六章第三节)。存在以下情况时,需仔细权衡风险和获益。

1. 症状轻微或迅速自发缓解。

2. 妊娠。

3. 发病时有痫性发作且遗留神经功能缺损。

4. 近2周内有大手术或严重外伤史。

5. 近3周内有胃肠道或尿道出血史。

6. 近3个月内有急性心肌梗死史。

7. 起病时间相对较长(如发病3~4.5小时应用重组组织型纤溶酶原激活剂),且存在以下情况之一的患者:年龄 >80岁;严重的脑梗死,神经功能缺损评分[采用美国国立卫生研究院卒中量表(NIHSS)] >25分或影像学证据提示缺血性损伤范围大于1/3大脑中动脉供血区;口服抗凝药物;既往有脑梗死及糖尿病病史。

八、目前临床上使用的溶栓药物有哪些？

1. 尿激酶　100~150 万 U，溶于生理盐水 100~200ml 中，持续静脉滴注 30 分钟，用药期间应严密监护患者。

2. 重组组织型纤溶酶原激活剂（recombinant tissue plasminogen activator，rt-PA）剂量为 0.9mg/kg（最大剂量为 90mg）静脉滴注，其中 10% 在最初 1 分钟内静脉推注，其余持续滴注 1 小时，用药期间及用药 24 小时内应严密监护患者。

九、脑梗死患者多久以后可以进行康复训练？

一般情况下，患者神志清楚，生命体征平稳，病情不再发展，48 小时后即可进行康复训练，训练量由小到大，循序渐进。

十、不能自行进食应该如何及何时补充营养？

可以静脉补充营养或者留置胃管补充营养。在没有禁忌证的情况下，应在发病 7 天内尽早（24~48 小时内）给予肠内营养。

第四节 特殊情况

一、育龄期妇女发生脑梗死后可否怀孕?

可以。

二、脑梗死的常见并发症有哪些?

肺部感染、泌尿系统感染、心肌梗死、皮肤压力性损伤、关节挛缩、应激性溃疡、继发性癫痫、卒中后抑郁等。

三、家属如何避免脑梗死后偏瘫患者出现皮肤压力性损伤?

保持皮肤清洁、干燥,及时清理大小便,勤翻身,翻身时注意避免拖、拽患者。

四、对于咳嗽、咳痰无力的脑梗死患者应该如何锻炼呼吸功能?

1. 缩唇呼吸　延长呼气时间,减少呼气末肺容积,具体操作方法指利用鼻子吸气,保持3秒,嘴巴噘起像吹蜡烛动作,缓慢吐气,注意呼气与吸气时间比大约为2:1。

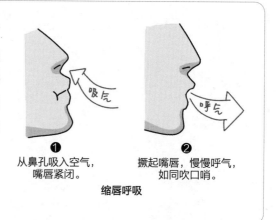

❶ 从鼻孔吸入空气,嘴唇紧闭。

❷ 撅起嘴唇,慢慢呼气,如同吹口哨。

缩唇呼吸

2. 腹式呼吸 膈肌产生的呼吸动作，称为腹式呼吸，进行腹式呼吸时，将一只手放于胸口，一只手放于腹部，利用鼻子吸气，将腹部缓缓隆起，注意保证腹部动作比胸部动作更大，再进行缩唇呼吸，使气经过嘴巴慢慢吐出。

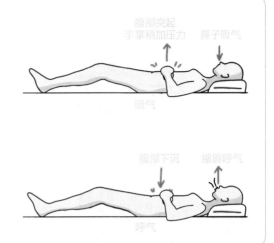

3. 呼吸与动作相结合 伸展身体时，可进行吸气，屈曲身体时，可进行呼气。

五、家属如何给予脑梗死患者心理支持?

帮助患者进行康复锻炼，协助患者的日常生活，多关心患者，及时发现患者的不良情绪，并进行疏导。

（李佳 李宏丹）

27

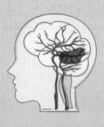

第三章

漫话脑血栓形成

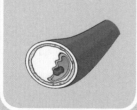

第一节 基础知识

一、什么是脑血栓形成？

脑血栓形成是脑梗死中最常见的类型，是指在动脉血管壁发生病理性改变的基础上，在血流缓慢、血液成分改变或血液黏稠度增加等情况下形成脑血栓，造成局部脑组织因血液供应中断而发生缺血、缺氧性软化，而引起相应的神经系统的症状和体征。

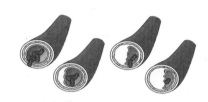

二、脑血栓形成的病因是什么？

脑血栓形成最常见的病因为动脉粥样硬化。高血压、高脂血症和糖尿病等可加速脑动脉粥样硬化的发展。其他病因有非特异性脑动脉炎、高同型半胱氨酸血症、动脉瘤、脑淀粉样血管病、烟雾病等。血液学异常引起者较少见。

三、脑血栓形成的危险因素有哪些？

脑血栓形成的危险因素分为可干预的危险因素及不可干预的危险因素。

1. 可干预的危险因素　心血管疾病（冠心病、心脏瓣膜病变、心房颤动、心功能不全、周围动脉疾病）、高血压、糖尿病、高脂血症、颈动脉狭窄、肥胖、体力活动缺乏、饮食因素（高钠低钾饮食）和吸烟。另外，还包括代谢综合征、过量饮酒、高同型半胱氨酸血症、口服避孕药、药物滥用、高凝状态、偏头痛、睡眠呼吸障碍、急性感染和炎症病变等。

2. 不可干预的危险因素　年龄、性别、种族、出生体重、卒中史以及卒中家族史等。

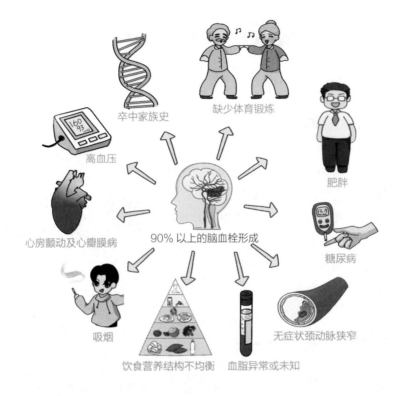

高血压

卒中家族史

缺少体育锻炼

肥胖

心房颤动及心瓣膜病

90%以上的脑血栓形成

糖尿病

吸烟

饮食营养结构不均衡

血脂异常或未知

无症状颈动脉狭窄

四、脑血栓形成的临床表现是什么？

根据脑血栓形成部位不同，以及受累血管、侧支循环形成情况和血栓形成速度的差异等，会出现相应的神经系统的病灶性症状与体征。

1. 颈动脉系统（前循环） 大脑中动脉闭塞最为常见，颈内动脉闭塞可出现病灶侧霍纳综合征，对侧肢体瘫痪、感觉障碍及双眼对侧同向偏盲（三偏征），优势半球受累可出现不同程度的失语、失用、失认，眼动脉受累可出现单眼一过性黑矇，双侧大脑前动脉闭塞可出现表情淡漠、欣快等精神症状，以及双下肢瘫痪、尿失禁等。

2. 椎基底动脉系统（后循环） 大脑后动脉闭塞患者常见对侧同向偏盲及视力减退甚至皮质盲，还可出现失用综合征、对侧偏身感觉障碍、感觉异常和锥体外系反应、小脑性共济失调等症状；基底动脉闭塞患者部分出现眩晕、眼球震颤、复视、构音障碍、吞咽困难、共济失调、交叉性瘫痪症状等。

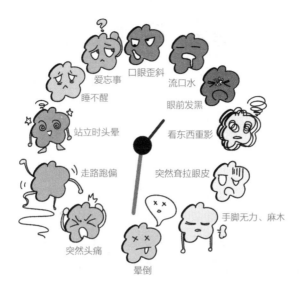

五、如何快速识别脑血栓形成？

详见第一篇第五章。

六、哪些人群容易发生脑血栓形成？

脑血栓形成多见于50~60岁以上有动脉粥样硬化的中老年人，常有高血压、糖尿病、冠心病及高脂血症等脑梗死的危险因素。

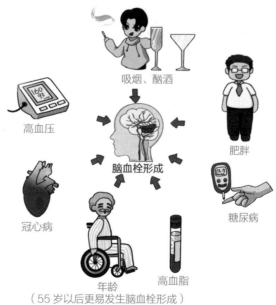

（55岁以后更易发生脑血栓形成）

31

第二节 疾病危害

脑血栓形成的后果是什么?

脑血管疾病是神经系统的常见病和多发病,脑血栓形成是脑血管疾病最常见的一种,高发生率、高致残率、高复发率、高致死率,脑血栓形成后血液流通中断,部分脑组织缺血、缺氧,持续时间过长则脑细胞软化坏死,出现相应神经系统症状及体征,严重者可造成偏瘫甚至有生命危险,目前为我国城市和农村人口第一位致残和死亡原因,给家庭和社会带来沉重负担。

第三节　预防和治疗

一、如何预防脑血栓形成？

重点是对具有高危因素的人群开展预防，即一级预防，方法是消除或尽可能地控制危险因素，对可干预的危险因素进行干预，降低发病风险及疾病发生率。

1. 了解危险因素。

2. 对于高血压，早发现、早控制（药物控制和非药物控制），是一级预防的重点之一。使体重指数保持在18.5~24kg/m²，坚持低脂肪、低钠盐、富含水果和蔬菜的饮食，适当进行体力活动，保持乐观心态，提高应激能力。

3. 降低心脏病的威胁　使用抗血小板药和口服抗凝剂来防止心脏病患者的缺血性心内膜或心室内形成血栓，使用华法林效果良好。

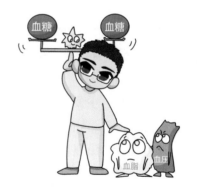

4. 控制血糖　通过调节饮食、减轻体重、口服降糖药物、注射胰岛素等联合治疗来控制血糖水平，并戒烟以减少继发性糖尿病，对于糖尿病症状较严重且血糖大于13.9~16.7mmol/L，伴体重下降的个体，早期使用胰岛素是较安全的治疗方法。

5. 控制血脂　低脂肪饮食，增加体力运动，使用他汀类药物或其他药物降低血脂。

6. 治疗颈动脉狭窄是预防血栓形成的关键。

7. 戒烟　吸烟是脑血栓形成的一个重要危险因素，发病风险随着每天吸烟量的增加而增加，吸烟者发生脑血栓形成的危险是不吸烟者的2~3.5倍。

8. 活动　选择合适的有氧运动，合理安排运动强度。

9. 阿司匹林的使用　在一级预防中正确使用阿司匹林可极大避免心肌梗死和脑血栓形成的发生。

二、脑血栓形成的治疗措施有哪些？

治疗原则：超早期治疗、个体化治疗、防治并发症、整体化治疗。

1. 住院　入住卒中单元。

2. 对症治疗

（1）调控血压：脑血栓形成后最初 24 小时内血压降低大约 15%。

（2）调控血糖：血糖水平控制在 7.8~10.3mmol/L。

（3）控制脑水肿：脑水肿高峰期为发病后 48 小时~5 天，常用降颅内压药物为 20% 甘露醇 125~250ml，静脉滴注，每 6~8 小时一次；呋塞米 20~40mg，静脉注射；并且主张两者交替使用。其余降颅内压药物还有甘油果糖。白蛋白也用于急性期的脱水治疗，但其价格昂贵，不常规使用。

（4）一般治疗：发病 3 天内进行心电监护，预防致死性心律失常和猝死，持续氧气吸入，预防皮肤压力性损伤发生、肺栓塞和深静脉血栓形成，控制癫痫发作等。

3. 改善脑循环、超早期溶栓治疗　溶栓疗法在发病 3~4.5 小时的治疗时间窗内进行，发病 6 小时内进行机械取栓术治疗等。

4. 神经保护剂　减少细胞损伤，加强溶栓效果，改善脑代谢。常用钙通道阻滞剂尼莫地平，自由基清除剂维生素 E、维生素 C，脑细胞代谢激活剂胞磷胆碱等。

5. 手术治疗　主要为血管内介入治疗，包括血管内机械取栓术、动脉溶栓术、血管成形术等。大面积脑梗死可行去骨瓣减压术。

6. 康复治疗　康复治疗是脑血栓形成整体治疗中不可或缺的关键环节，可预防并发症，最大限度地减轻功能残疾，改善预后。主要包括保持正确体位，翻身练习，床上自我辅助练习，床边被动运动，促进肌肉收缩的练习，翻身排痰，床头抬高坐位训练，面肌、舌肌、唇肌刺激，呼吸控制练习，卧 - 坐训练，坐位平衡，坐位操，床到轮椅的转移，坐 - 站练习，健手做力所能及的日常生活活动，应用电刺激，应用机电反馈技术，针灸治疗，推拿治疗，应用脑循环治疗促进脑血液循环，言语治疗，心理治疗等。

7. 预防性治疗　急性期脑血栓形成复发的风险很高，脑血栓形成后应尽早开始二级预防，进行血压控制、血糖控制、抗血小板治疗、抗凝治疗、降血脂治疗等。

三、脑血栓形成能治好吗?

治疗脑血栓形成最好的方法是早发现、早诊断、早治疗,因影响脑血栓形成预后的因素很多,最重要的是神经功能损害的严重程度。通过积极控制危险因素、降低复发风险、康复治疗,逐渐恢复神经功能。

四、什么是脑血栓形成三级预防?

脑血栓形成三级预防包括一级预防、二级预防和三级预防。

一级预防:是指对存在脑血栓形成危险因素但尚未发生脑血栓形成的人群进行早期干预,通过教育改变其不良生活习惯,控制各种危险因素,达到预防脑血栓形成的目的。

二级预防:是指对已经发生脑血栓形成的患者采取早期预防措施,做到早发现、早诊断和早治疗,及时处理疾病的早期症状,防止或减缓疾病的进展。二级预防的关键在于病因的诊断,强调对危险因素的控制。

三级预防:是指对脑血栓形成后造成的残疾及时有效地开展功能康复,同时避免原发病的复发,防治并发症。三级预防的关键是康复治疗与管理,是降低致残率最有效的途径。

五、脑血栓形成患者应该注意些什么?

患者急性期病情控制后,针对存在的各种危险因素进行干预,减少并发症和后遗症,防止脑血栓形成再发生,应从急性期开始实施,主要措施是抗血小板治疗、降脂、血管内治疗、外科治疗等。

1. 改变不良生活方式　预防脑血栓形成的高危因素尤为重要,坚持低脂肪、低钠盐(每天小于 6g)、富含水果和蔬菜的饮食,减少糖类和甜食的摄入,适度饮酒,戒烟。

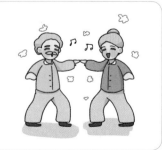

2. 定时测量血压、血脂、血糖。

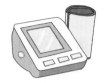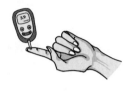

3. 抗血小板治疗　阿司匹林是目前应用最为广泛的抗血小板聚集药。

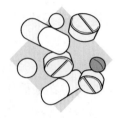

4. 对症支持治疗，预防并发症。

5. 配合康复治疗，减少后遗症发生。

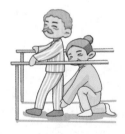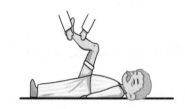

第四节 特殊情况

如果发生脑血栓形成，应该怎么做呢？

突发脑血栓形成，可按照美国心脏协会/美国卒中协会《急性缺血性卒中早期管理指南》(2013 版) 提及并一直沿用的卒中生存链 "8D" 来做。

1. 发现 (detection) 识别卒中症状和体征。
2. 派遣 (dispatch) 拨打急救电话，紧急救援系统 (EMS) 优先派遣。
3. 转运 (delivery) 迅速运输，院前通知医院。
4. 到院 (door) 立即急诊分诊。
5. 数据 (data) 急诊评估，迅速进行实验室检查和 CT 检查。
6. 决策 (decision) 诊断和决定适合的治疗。
7. 用药 (drug) 给予适当的药物和其他干预措施。
8. 安置 (disposition) 及时收入卒中单元、重症监护室或转诊。

（李姝玥 涂双燕）

第四章 漫话颅内静脉窦血栓

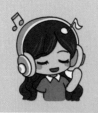

第一节 基础知识

一、什么是颅内静脉窦血栓形成?

颅内静脉窦血栓形成(cerebral venous sinus thrombosis,CVST)是由多种原因所致的脑静脉回流受阻的一组疾病,包括颅内静脉窦和静脉血栓形成。

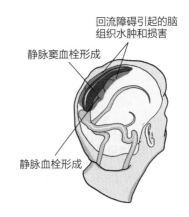

回流障碍引起的脑组织水肿和损害

静脉窦血栓形成

静脉血栓形成

二、颅内静脉窦血栓发病率高吗?

颅内静脉窦血栓是一种少见的卒中类型,占所有卒中的 0.5%~1.0%,年发病率大约为 5/100 万。

三、颅内静脉窦血栓好发于哪个人群?

各年龄组、男女均可发病,以青年为主,女性更多见,特别是育龄妇女产褥期发生率较高。

青年

孕妇　　儿童

四、引起颅内静脉窦血栓的危险因素有哪些?

颅内静脉窦血栓的易感因素较多,经典的观点认为静脉血栓形成的危险因素与血流淤滞、血管壁的变化和血液组成的变化有关。病因主要分为感染性和非感染性(表1-4-1),20%~35%的患者原因不明。

表1-4-1 颅内静脉窦血栓的危险因素

病因	局限性	全身性
感染性	头面部的化脓性感染,如面部危险三角区皮肤感染、中耳炎等	由各种血行感染所致
非感染性	妇产科:妊娠、产褥期、口服避孕药等 外科:手术后 内科:严重脱水、休克、恶病质、心功能不全、一些血液病及高同型半胱氨酸血症等	头外伤(开放性或闭合性、伴或不伴有骨折)、脑肿瘤、脑外科手术后等

五、颅内静脉窦血栓最常见的临床症状是什么?

头痛是颅内静脉窦血栓最常见的症状,见于近90%的患者。其他常见症状、体征包括眼底视神经乳头水肿、局灶性神经体征、癫痫(40%的患者可有痫性发作,围产期患者的发病率甚至高达76%)及意识改变等。

六、不同部位颅内静脉窦血栓的临床表现有哪些?

不同部位颅内静脉窦血栓的诱发因素及临床表现特点不同(表1-4-2)。

表1-4-2 不同部位颅内静脉窦血栓的诱因及临床表现特点

病变部位	诱发因素	临床表现
海绵窦血栓形成	多由眶周、鼻部及面部的化脓性感染或全身性感染所致。可有面部"危险三角"部位血肿的挤压史	发热、头痛、恶心、呕吐、意识障碍等感染中毒症状

病变部位	诱发因素	临床表现
上矢状窦血栓形成	多发生于产褥期，在妊娠、口服避孕药、婴幼儿或老年人严重脱水、感染或恶病质等情况下也可发生，多为非感染性血栓	颅内压增高症状，可出现癫痫发作或精神障碍
横窦和乙状窦血栓形成	化脓性乳突炎或中耳炎	颅内高压症状是最主要的症状；局灶性神经症状：吞咽困难、饮水呛咳、声音嘶哑、心动过缓、耸肩和转头无力等症状；化脓性乳突炎或中耳炎症状：发热、寒战，患侧耳后乳突部红肿、压痛、静脉怒张等
大脑大静脉血栓形成	多为非感染性静脉血栓	多表现为颅内高压症状；可出现嗜睡、精神症状、反应迟钝，严重时出现昏迷、高热、痫性发作、去大脑强直，甚至死亡
直窦血栓形成	多为非炎性	高热、意识障碍、癫痫发作、颅内高压、脑疝等，精神行为异常为首发症状

七、住院期间颅内静脉窦血栓患者要完成哪些辅助检查?

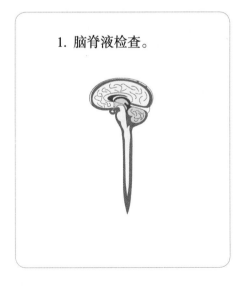

1. 脑脊液检查。

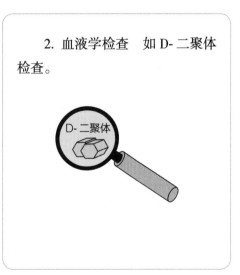

2. 血液学检查　如D-二聚体检查。

3. 影像学检查　计算机断层扫描（computed tomography，CT）、CT 血管成像（CT angiography，CTA）、磁共振成像（magnetic resonance imaging，MRI）、磁共振血管成像（MR angiography，MRA）、数字减影血管造影（digital subtraction angiography，DSA）。

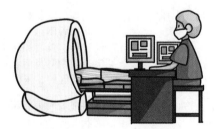

第二节　疾病危害

一、如何判断患者是否出现了颅内高压？

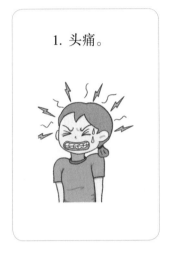

1. 头痛。

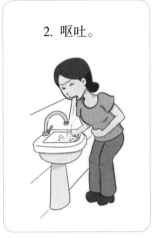

2. 呕吐。

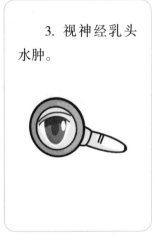

3. 视神经乳头水肿。

二、当患者出现意识障碍时应怎样做？

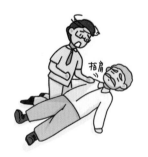

当患者出现意识障碍时，首先保持患者呼吸道通畅，并立即通知医生，同时注意观察患者的生命体征、言语功能、疼痛刺激反射、瞳孔对光反射等。

三、颅内静脉窦血栓患者出现视力下降，最终会失明吗？

视神经乳头水肿可引起暂时的视力下降，如果时间过长，可能会引起视神经萎缩和失明。

四、颅内静脉窦血栓患者出现癫痫时应如何处理？

详见第五篇第二章。

五、颅内静脉窦血栓会复发吗？

会复发。

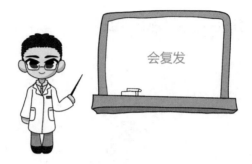

第三节 预防和治疗

预防 + 治疗

一、颅内静脉窦血栓的治疗措施有哪些?

（一）对症治疗

1. 有脑水肿、颅内高压者，应积极行脱水降颅压治疗，常用甘露醇快速静脉滴注，可加利尿剂辅助脱水。

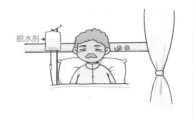

脱水剂

2. 癫痫发作患者给予抗癫痫治疗。

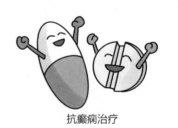

抗癫痫治疗

3. 高热患者应予以物理降温和 / 或药物降温治疗。

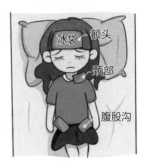

冰袋 额头
颈部
腹股沟

4. 对意识障碍的患者应加强基础护理及支持治疗，预防并发症。

（二）特异性治疗

1. 抗凝　急性期可静脉给予普通肝素或皮下注射低分子肝素，后续口服维生素 K 拮抗剂（如华法林）。

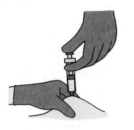

2. 溶栓术或机械取栓术。

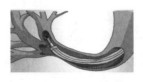

（三）远期治疗

治疗原发病，避免危险因素，服用避孕药的女性患者还需停用避孕药，继续口服抗凝剂 3~6 个月，目标是国际标准化比值（INR）为 2.0~3.0。

二、颅内静脉窦血栓患者出现颅内高压时应如何治疗？

1. 抬高床头 15°~30°。

2. 使用控制脑水肿药物　主要为 20% 甘露醇、甘油果糖、呋塞米。

3. 防止使颅内压增高的因素

（1）血压和腹压增高均会引起颅内压增高，因此患者需避免精神紧张、情绪波动、用力排便、屏气、剧烈咳嗽、打喷嚏；保持大便通畅，超过 3 天未解大便可使用缓泻剂或开塞露，禁止高压灌肠。

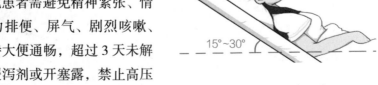

15°~30°

（2）防止尿潴留。

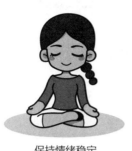
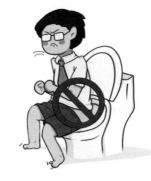

保持情绪稳定

三、使用控制脑水肿药物时应注意什么?

（一）20% 甘露醇

1. 输入速度 每分钟 5~10ml，250ml 20% 甘露醇在 20~30 分钟内滴完。注意不要输入过快，输入过快会造成一过性头痛、眩晕、注射部位疼痛。

2. 检查药物质量 对光检查药物有无浑浊、沉淀、絮状物及结晶。

3. 观察患者意识、瞳孔、生命体征变化，记录 24 小时出入量。

4. 遵医嘱定期监测患者的肾功能和电解质。

5. 保持静脉通道的通畅，防止血栓性静脉炎及液体外渗引起的组织水肿、皮肤坏死。

6. 心功能和 / 或肾功能不全者慎用。

（二）甘油果糖

1. 成人每次 250~500ml，每天 1~2 次，500ml 甘油果糖需 2~3 小时滴完，250ml 甘油果糖需静脉滴注 1~1.5 小时。避免输注过快而发生溶血及血红蛋白尿。

2. 患有遗传性果糖不耐受症患者禁用。

四、使用抗凝药物时应注意些什么?

使用抗凝药物时应观察患者有无皮肤、黏膜、消化道、泌尿道出血，复查大便有无隐血及尿中有无红细胞。

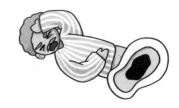

五、使用低分子肝素皮下注射时应如何选择注射部位？

低分子肝素皮下注射时可选择脐周 4.5~5cm 外的皮下脂肪环形注射，注射部位应不断更换；如注射部位出现瘀斑，其可在数天后自行消失。

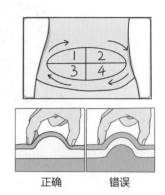

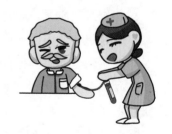

正确　　　错误

六、口服抗凝药物需要终身服用吗？

不需要，口服抗凝药物的疗程应根据血栓形成倾向和复发风险大小而定，一般为 3~6 个月。

七、口服抗凝药物时，需多久监测一次凝血功能？

住院患者口服华法林 2~3 天后开始每天或隔日监测 INR，直到 INR 达到治疗目标并维持至少 2 天。此后，根据 INR 结果的稳定天数，1 周监测 1 次，根据情况可延长间隔时间，出院后可每 4 周监测 1 次。

门诊患者剂量稳定前应数天至 1 周监测一次，当 INR 稳定后，可以每 4 周监测 1 次。如果需调整华法林剂量，应重复前面所述的监测频率直到华法林剂量再次稳定。

第四节　特殊情况

一、妊娠期/产褥期颅内静脉窦血栓患者应注意什么？

1. 最大风险时间为妊娠晚期和产后的前 4 周。

2. 对于妊娠期间发生颅内静脉窦血栓的女性，在整个妊娠期间应持续使用全抗凝剂量的低分子肝素；产后持续抗凝至少 6 周，可使用低分子肝素或华法林（目标：国际标准化比值为 2.0~3.0）；总的抗凝治疗时间为至少 6 个月。

3. 有颅内静脉窦血栓病史并非再次妊娠的禁忌证。

4. 对于有颅内静脉窦血栓病史的女性，于再次妊娠期间和产褥期间可使用低分子肝素进行预防性抗凝治疗。

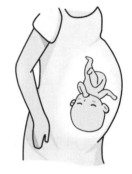

二、进行计算机断层扫描和磁共振成像时，需要注意些什么？

1. 不能佩戴金属饰品，衣服口袋内不能放金属物品。

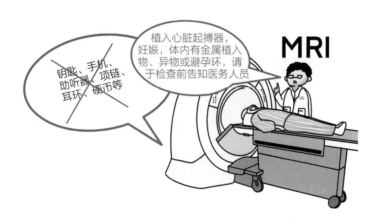

钥匙、手机、助听器、项链、耳环、硬币等

植入心脏起搏器，妊娠，体内有金属植入物、异物或避孕环，请于检查前告知医务人员

MRI

2. 穿着的衣服尽量简洁、便于穿脱。

3. 衣服不能有铁扣、领带夹，女士内衣中不能有铁圈等。

4. 检查时尽量放松。

5. 如果是增强 CT 和增强 MRI，需经静脉给予水溶性碘造影剂后再进行扫描，护士会提前建立静脉通道。

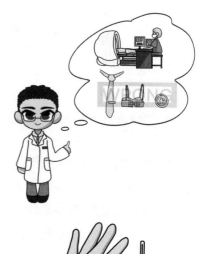

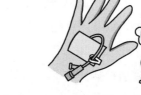

三、腰椎穿刺术时患者应如何配合?

1. 术前排空大小便。

2. 穿刺时指导患者取正确的体位　患者左侧屈膝卧位，尽量低头，双手抱膝屈颈并使头颈与腰部处于同一水平，躯干与床面垂直，以增宽椎间隙。

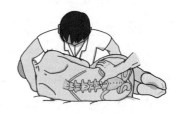

四、腰椎穿刺术后患者应注意些什么?

1. 术后取去枕平卧位 4~6 小时。

2. 避免抬高头部。

3. 出现头痛时及时告知医护人员。

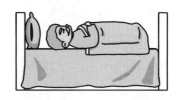

五、为什么要做脑数字减影血管造影?

1. 脑数字减影血管造影（DSA）可直接显示血栓的部位和轮廓，是脑静脉窦血栓（CVST）诊断的"金标准"。

2. 当其他辅助检查都不能确诊时，可做脑 DSA。

六、脑数字减影血管造影术后应注意些什么?

1. 术后卧床休息 24 小时，术肢制动 24 小时。

2. 保持大小便通畅，尿潴留者可遵医嘱导尿。

3. 大量饮水，以利于造影剂的排出。

4. 观察手术穿刺处有无出血、血肿。

5. 观察术肢皮温、皮肤颜色、足背动脉搏动情况。

七、为什么颅内静脉窦血栓住院患者要预防深静脉血栓形成?

该疾病患者的血液大多处于高凝状态，患者在住院期间长期卧床，容易导致深静脉血栓形成。

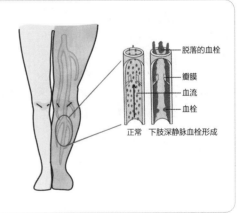

正常　下肢深静脉血栓形成

八、住院期间如何预防深静脉血栓形成?

(一)基础预防

1. 戒烟。

2. 戒浓咖啡。

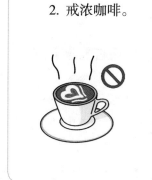

3. 多饮水。

请多喝水

4. 防止便秘。

5. 抬高下肢。

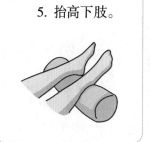

6. 合理静脉补液。

合理静脉补液

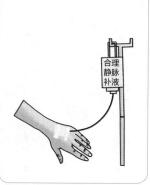

7. 病情许可情况下尽早下床活动。

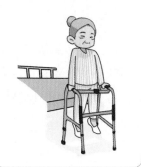

(二)物理预防

1. 踝泵运动。

背伸 20°~30°

跖屈 40°~50°

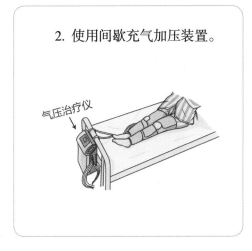

2. 使用间歇充气加压装置。

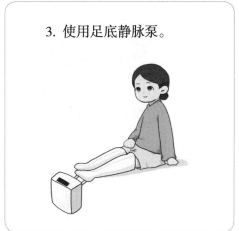

3. 使用足底静脉泵。

九、当患者出现情绪低落、焦虑、恐惧时应该怎么办?

1. 增加对自身状态的理解度 每个人在经历重大负性事件时,都会有一些情绪低落、焦虑、恐惧等负性情绪,这些都是正常反应,应接纳并允许自己有这些情绪,并适度宣泄。

2. 保持良好的睡眠和合理的饮食,有利于提高免疫力,增加抵抗能力。严重焦虑引起失眠的患者可遵医嘱使用抗焦虑及改善睡眠的药物。

3. 采纳积极的应对措施 有规律的生活方式,获取良好的社会支持,可与家人、朋友交流和沟通,做自己感兴趣的、使自己开心的事情。

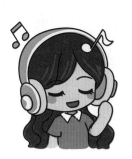

4. 转移注意力、放松自己 找到能让自己放松的声音,如听音乐、听小说、听收音机、听自然界的声音等。

(陈雪梅)

53

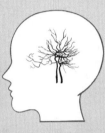

第五章

漫话卒中识别与急救

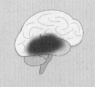

一、什么是卒中?

卒中（stroke）又称脑血管意外，俗称
"中风"，是一种突然起病的脑血液循环障
碍性疾病，指各种原因引起的脑血管疾病
急性发作，造成脑供血动脉狭窄或闭塞，
或非外伤性的脑实质出血，并引起相应的
临床症状及体征。

缺血性卒中是脑动脉的主干或其皮质
支因动脉粥样硬化及各类动脉炎等血管病
变，导致血管的管腔狭窄或闭塞，进而发
生血栓形成，局部供血区血流中断，发生
脑组织缺血、缺氧、软化、坏死。

出血性卒中是长期高血压导致脑内小
动脉或深穿支动脉壁纤维素样坏死或脂质
透明变性、小动脉瘤。当血压骤然升高时，
血液自血管壁渗出或动脉瘤壁直接破裂，
血液进入脑组织形成血肿。

二、卒中的常见症状有哪些?

卒中的常见症状有头晕、头痛，视物不
清，肢体无力、跌倒，偏瘫和 / 或面瘫，言
语不清，恶心、呕吐，意识障碍等。

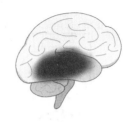
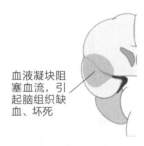

血液凝块阻
塞血流，引
起脑组织缺
血、坏死

缺血性卒中

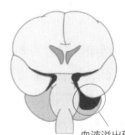

血液溢出到脑组织

出血性卒中

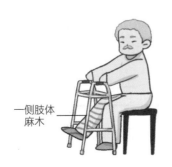

一侧肢体
麻木

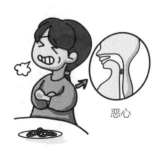

恶心

55

三、如何迅速判断是否发生了卒中?

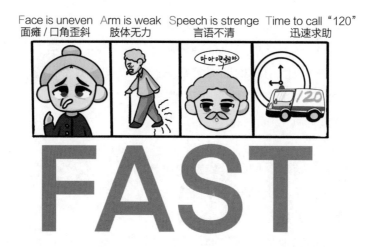

一看是否面瘫 / 口角歪斜,二看肢体是否无力,三听言语是否不清,如果有上面的症状,立即拨打"120"急救。

四、如果有人突然发生卒中并出现呼吸不畅怎么办?

轻轻地帮患者摆放一个舒适的位置,让他依靠在枕头或衣物上,对可以耐受平躺且无低氧的患者取仰卧位,对有气道阻塞或有误吸风险及怀疑颅内压增高的患者,建议床头抬高 15°~30°。摆好体位后不要随意移动患者,使患者头偏向一侧,防止口腔分泌物误入气道。

检查患者呼吸道是否畅通。如果口鼻内有异物(如呕吐物、食物等)可能会阻碍呼吸,应及时清理,可用吸管吸出来。

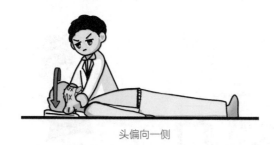

头偏向一侧

五、卒中突发时的安全防护措施有哪些？

1. 清理周围环境，避免患者二次受伤，并利于患者的后续转运。

2. 使患者平卧于床上或地板上，有利于抢救。解开患者领口纽扣、领带、裤带、胸罩等，如有义齿也应取出。

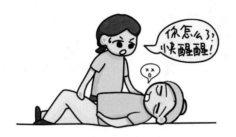

3. 等候急救车过程中，禁止给患者乱服药物。避免给等待急救的患者喂水，避免胡乱拍打患者。

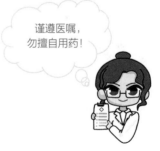

六、发生卒中时，患者很害怕、很担心，应该怎么做？

如果患者清醒，家属应避免互相抱怨、推卸责任，需保持冷静、避免吵闹，积极正向地安慰患者，使其保持镇定、情绪平稳。可适度与患者交流，采用适当的肢体语言。

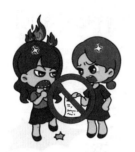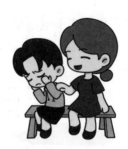

七、卒中患者的入院急救流程是怎么样的？

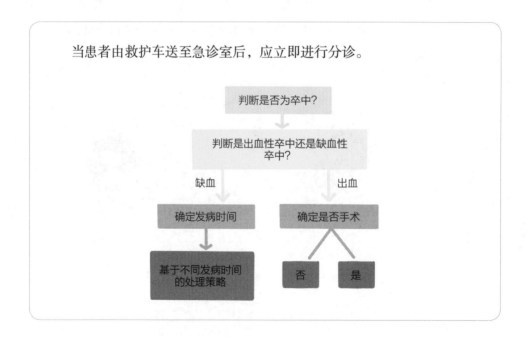

当患者由救护车送至急诊室后，应立即进行分诊。

判断是否为卒中？

判断是出血性卒中还是缺血性卒中？

缺血   出血

确定发病时间   确定是否手术

基于不同发病时间的处理策略   否   是

需要注意与部分疾病进行区分。

容易混淆的疾病
1. 晕厥
2. 有 Todd 麻痹的局灶性癫痫
3. 偏头痛
4. 低血糖
5. 癔症
6. 中毒
7. 蛛网膜下腔出血
8. 神经感染
9. 肿瘤
10. 脑外伤
11. 多发性硬化
12. 外周动脉栓塞
13. 低钾周期性瘫痪

在整个过程中，需要强调迅速，即"时间就是大脑"，尽快完成每一个步骤。

急性缺血性卒中急诊急救关键时刻推荐	
项目	时间
派车时间（接听呼叫电话至派出急救车）	2 分钟内
出发时间（急救车接受指令到救护车出发）	2 分钟内
平均 EMS 反应时间（从接听呼叫电话到急救车到达现场）	15 分钟内
平均现场时间（急救人员在现场诊治患者的时间）	15 分钟内
急诊医生接诊、筛查、评估、开放静脉、抽取血标本	10 分钟内
患者到医院—开始急诊 CT 扫描	20 分钟内
取得血液标本—化验报告	35 分钟内
患者到医院—CT 阅片、出报告	45 分钟内
完成知情同意书签署及给药时间	15 分钟内
患者到医院—溶栓治疗开始	60 分钟内

八、确诊卒中需要做哪些检查?

确诊卒中的检查主要包括脑实质成像、脑血管成像和实验室检查。

（一）脑实质成像

1. CT 平扫　能明确排除脑实质出血，并可评估溶栓疗法的其他排除标准，因此是初步筛查卒中患者首选的影像学检查方法。推荐在急诊科接诊 20 分钟内完成本检查。

59

2. 颅脑 MRI 标准 T_1 加权、T_2 加权对急性缺血改变相对不敏感，不推荐溶栓疗法前常规使用。但弥散加权成像（diffusion weighted imaging，DWI）在识别急性梗死时的敏感性和特异性明显优于前者和 CT 平扫。DWI 能确定病灶的大小、部位和发生时间，并能检测到相对较小的皮质病灶及脑干、小脑病灶。

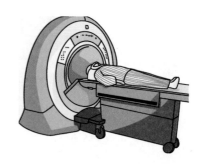

（二）脑血管成像

颅内外及颈部血管成像是急性缺血性卒中（acute ischemic stroke，AIS）辅助诊断中的一个重要方面，有助于了解卒中的发病机制及病因，指导选择治疗方案。目前常用的检查方法有经颅多普勒（transcranial Doppler，TCD）、MRA、CTA、脑 DSA。

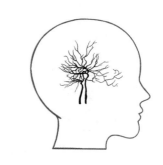

九、急性缺血性卒中患者的急救治疗方式有哪些?

急性缺血性卒中患者的急救治疗方式主要有溶栓疗法、机械取栓术、抗血小板治疗和其他治疗等。

（一）溶栓疗法

溶栓疗法是目前最重要的恢复血流的措施，将药物从静脉给入，从而使堵塞血管的血栓溶解。溶栓药物包括静脉用重组人组织型纤溶酶原激活剂（recombinant tissue plasminogen activator，rt-PA）和尿激酶（UK），但国外尿激酶只建议应用于临床试验。

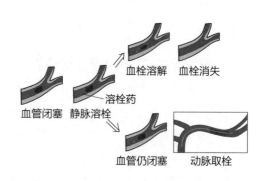

血栓溶解　血栓消失

溶栓药

血管闭塞　静脉溶栓

血管仍闭塞　动脉取栓

（二）机械取栓术

美国心脏协会（American Heart Association，AHA）和美国卒中协会（American Stroke Association，ASA）推荐对于适宜的患者可在发病 6 小时内行支架 - 取栓治疗，即在堵塞血管处安置特殊的支架，将堵塞的血管支撑起来，然后将血栓用仪器取出，使血管畅通。对于存在溶栓疗法禁忌证或溶栓疗法无效的大动脉闭塞患者，取栓治疗是有益的补充或补救措施。

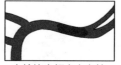

血栓堵塞颅内大血管导致脑梗死

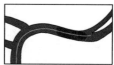

导管及取栓装置通过闭塞段取血栓

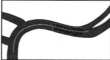

展开取栓装置抓取血栓

回拉取栓装置取出血栓

（三）抗血小板治疗

对于不符合溶栓适应证且无禁忌证的 AIS 患者，在发病后可每天给予口服阿司匹林 150~300mg，急性期后每天可改为口服 50~150mg。如果患者不能耐受阿司匹林，可选用其他抗血小板药物，如氯吡格雷。药物使血栓不能继续增大，相应的有一定溶解血栓的作用。

（四）其他治疗

目前神经保护类药物在国内应用较多，不过整体临床试验效果不满意，对 AIS 的预后并未产生明显改善作用，国外也不推荐使用。

（邓志强 杨蓉）

第·六章

漫话卒中单元的管理与护理规范

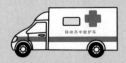

第一节 概述

一、什么是卒中单元?

卒中单元(stroke unit，SU)，各国的模式不同，是对卒中患者实行的一种科学的、规范的医疗管理模式，它由神经内科、神经外科、放射科、康复科等多学科协同工作，由临床医师、护士和康复师等共同形成的综合体，专为卒中患者提供临床诊断、药物治疗、四肢功能恢复、语言锻炼、心理康复和健康宣教并能提高疗效的医疗管理体系。

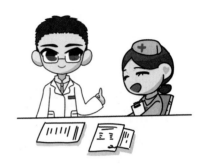

二、卒中单元的发展历程有哪些?

20世纪50年代北爱尔兰的 Adams 首次提出管理科学、组织规范的卒中医疗管理模式，将卒中患者康复组成立在老年病房中。

20世纪60年代	20世纪70年代	20世纪80年代
卒中监护病房	卒中康复病房	急性卒中病房

2000年 Lndredavik 等提出了延伸卒中单元概念，即广义的卒中单元，包含社会康复及社区康复两个内涵。

2003年美国卒中联合会(Brain Attack Coalition，BAC)提出建立高级卒中中心、初级卒中中心以及综合性卒中中心的概念、标准以及实施这些中心的计划。

2001 年 5 月	2003 年 9 月	2004 年 4 月
北京天坛医院启动"卒中单元模式的建立和运作",建立起我国首个标准的综合卒中单元。	上海华山医院牵头启动上海卒中单元医疗模式的建立与示范。	北京天坛医院牵头启动了"中国卒中中心建设项目",同年将"卒中单元"的内容纳入《中国脑血管病防治指南》。

最早在 2003 年由德国提出移动卒中单元（mobile stroke unit，MSU），随着便携式 CT 和远程医疗系统等各方面技术的成熟，MSU 成为现实。

2008 年	2013 年	2017 年
世界上首台 MSU 在德国投入运营。	美国从 2013 年 3 月开始着手 MSU 的研发建设，并于 2014 年 5 月在休斯顿开始运行第一台 MSU。	河南省人民医院引进了中国首台 MSU 并投入使用。

三、卒中单元未来的发展如何？

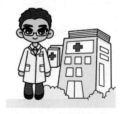

现阶段，各国都开始注重卒中单元治疗卒中患者的重要性，大部分国家强调卒中患者治疗标准是患者有无接受过卒中单元治疗。

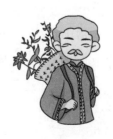

近年来，国内一些专家学者提出建立具有我国特色的卒中单元的想法，充分发挥我国传统中医疗法的优势，将传统中医疗法、中医康复、中医养生模式与现代西医有效结合起来。

卒中患者分布在普通内科、神经外科、老年科、康复科、中医科和针灸科等各个科室，神经内科只收治了部分卒中患者。需要加强卒中患者管理，让更多卒中患者进入卒中单元。

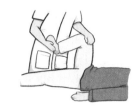

综合医院并非都有卒中单元，并且语言康复、心理辅导和健康教育的康复人员略显不足。因此，进一步建立卒中单元，培养相应人才是关键。

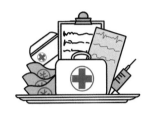

四、卒中单元的优势有哪些？

卒中单元管理模式能在运动、平衡、吞咽功能和言语障碍等方面改善患者症状，提高疗效并减少并发症，提高患者生活质量。

卒中单元的患者病死率下降，平均住院时间缩短，再入院的时间间隔延长且5年存活率增加。卒中单元非常重视健康宣教、随访干预以及社区康复，对患者及家属进行知识宣教，使患者理解及配合医院治疗，提高疗效。

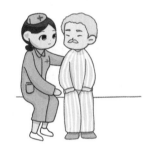

卒中单元的治疗方法更有连续性和整体性，包括：为患者制订科学、可靠的个性化康复治疗方案；及时给予规范化药物治疗；治疗方式力求廉价、高效，尽量减少治疗费用。卒中单元强调"以健康为中心"，除了使用药物，也包括对现有多学科技术的融合使用。

五、卒中单元的类型有哪些?

不同国家对卒中单元有不同的注解,曾经出现的卒中单元模式主要有 7 种。

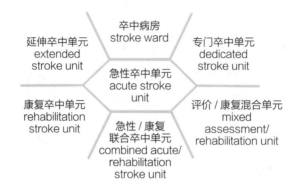

近年来各国逐渐开展 MSU,这是一辆具有 CT 扫描技术、快速实验室检查技术及远程联络系统的专业化神经急救护理救护车。

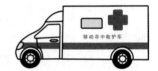

六、卒中单元如何与急救衔接?

患者送达急诊室后,迅速进行 CT 或 MRI 等检查,确定患者病情后迅速进行诊治,需要者送入卒中单元进行治疗。

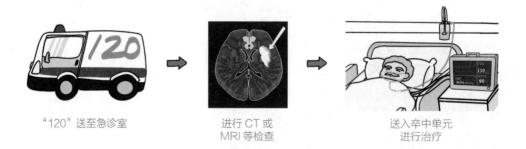

"120"送至急诊室　　　进行 CT 或 MRI 等检查　　　送入卒中单元进行治疗

七、卒中单元的人员组成和分工是怎样的？

（一）住院医生

卒中患者进入卒中单元后，医生为患者测量血压、血糖，检查是否有颅内压增高和吞咽障碍，检查肢体功能，进行药物治疗等。

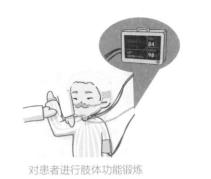

对患者进行肢体功能锻炼

（二）康复医生

负责患者原发疾病及其他相关问题的诊断和治疗，确定关键的功能障碍康复的短期目标、远期目标和出院目标，负责组织康复治疗小组。

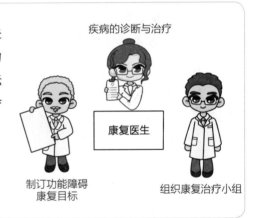

疾病的诊断与治疗

康复医生

制订功能障碍
康复目标

组织康复治疗小组

康复治疗师包括物理治疗师、作业治疗师和言语治疗师，主要负责卒中患者躯体和肢体功能恢复的康复训练，帮助患者恢复日常生活能力、学习娱乐能力和工作能力。

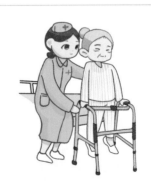

（三）护士

卒中住院患者的护理包括生活照顾、功能维护、并发症预防和护理、健康教育等。随着整体护理的深入开展和专科护理的发展，对病情的动态观察一直贯穿于整体护理始终，从入院评估到出院的效果评价。

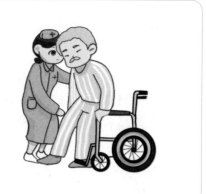

（四）患者与家属

患者和家属需要积极配合医务人员，正确进行治疗和康复，共同为患者康复而努力。

摆好体位后不要随意移动患者，使患者头偏向一侧，防止口腔分泌物误入气道。

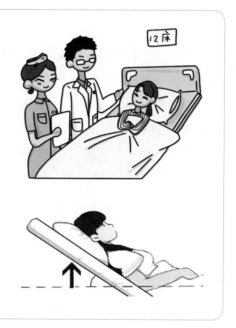

（邓志强　杨蓉）

第二节　绿色通道

一、什么是卒中"绿色通道"?

"绿色通道",顾名思义,即特殊通道。

"脑中风"发病后,快速识别,尽早启动急救系统,对于确诊或高度疑似卒中的患者,急诊科立即开放"绿色通道"。优先出诊、优先转运、优先检查、优先治疗,为患者实行一站式无中转急救医疗服务,开通"生命绿色通道"。

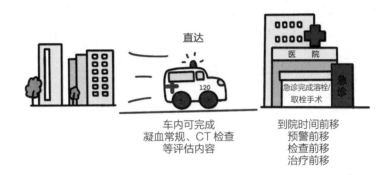

直达

医　院

急诊完成溶栓/取栓手术

急诊

车内可完成
凝血常规、CT 检查
等评估内容

到院时间前移
预警前移
检查前移
治疗前移

二、卒中"绿色通道"的组织构成有哪些?

卒中"绿色通道"是由急诊科、神经内科、检验科、影像科、介入科形成的一体化无缝连接的 24 小时救治体系。

三、卒中患者等待急救时,家属 / 陪护应怎样做?

1. 在急救车抵达前,不可随意移动患者,因为患者肢体无力可能造成摔伤。
2. 回忆最后一次见到患者正常的时间。
3. 如果患者意识障碍,要采取复苏体位。如果患者有糖尿病,则需要检测血糖。
4. 不向患者嘴里喂食、喂水。

四、卒中筛查需要做哪些检查?

（一）筛查脑血管是否有问题

    1. 无创　颈部血管超声、TCD、MRA。

    2. 微创　CTA、DSA。

（二）筛查脑组织是否有病变

    通过 CT、MRI 进行脑组织检查。

（三）筛查脑血流量是否充足

    进行下列检查：脑血流评估，CT 灌注成像（computed tomography perfusion imaging，CTPI）、磁共振灌注成像、正电子发射计算机断层显像（positron emission tomography，PET）、单光子发射计算机断层成像（single-photon emission computed tomography，SPECT）。

五、卒中"绿色通道"的流程有哪些?

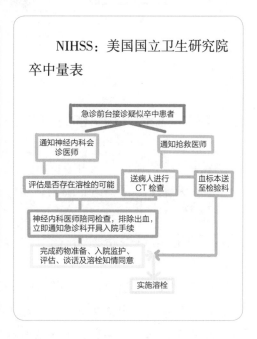

尽早溶栓，抓住卒中诊治"黄金 1 小时"。

NIHSS：美国国立卫生研究院卒中量表

六、溶栓药的治疗效果如何?

溶栓疗法是急性脑梗死最有效的治疗方法,而其他方法由于均不能迅速再通闭塞的脑血管,及时恢复缺血脑组织的供血,因而也就很难产生很好的疗效。有些人认为"溶栓后就一定会越来越好,不留后遗症",毕竟溶栓的费用还是相当高的。但是,溶栓药不是神药,且具有一定风险性。数据分析显示,每 100 名卒中患者接受 rt-PA 溶栓疗法治疗,32名患者获益(其中 13 名患者完全恢复正常或接近正常,19名患者结局较好);3 名患者结局较差(其中 2 名患者恶化,1 名患者严重残疾或死亡)。溶栓疗法的最大危险是出血,如造成脑出血、其他部位出血,还可能造成再灌注损伤、脑疝等,甚至可导致病情加重或死亡。

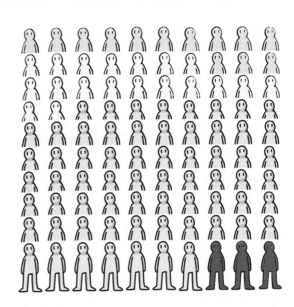

七、机械取栓术就一定能让血管再通吗?

发病以后在最短的时间内到达能够开展机械取栓术的医院,越早越好,每加快 30 分钟就可能会让严重残疾和死亡的概率降低 10%。数据分析显示每 100 名卒中患者接受机械取栓治疗,会有 54 名患者获益(其中 36 名患者身体完全正常或接近正常,18 名患者结局较好),另外 30 名患者预后较差(其中 13 名患者病情恶化,17 名患者出现严重残疾或死亡)。

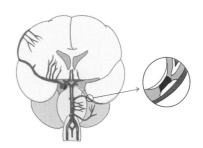

八、溶栓疗法"时间窗"的重要性有哪些?

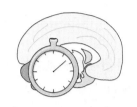

脑梗死的整个诊疗过程必须争分夺秒,争取最佳治疗"时间窗"。如果错过了这个时间,患者就很难通过溶栓进行治疗。对于"中风"患者而言,早几小时就诊及时溶栓,患者很可能会重新站起来、重返社会,但如果晚几小时就诊就失去溶栓治疗机会,也可能会造成终身瘫痪,给家庭和社会带来沉重的负担。"与时间赛跑"成为医者与患者的共识。

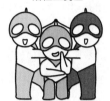

溶栓三骑士

静脉溶栓 机械取栓 动脉溶栓

九、溶栓疗法后还需行机械取栓术吗?

如果在发病 3 小时内到达有条件的医院,在排除溶栓疗法禁忌证后可以接受溶栓疗法,但是检查显示有大血管堵塞时,溶栓疗法的再通率很低,只有 5.9%~44.2%,血管再通率越高,预后会越好。所以,如果有大血管(直径 >2mm)闭塞或血栓长度 >8mm,溶栓疗法后应立即进行机械取栓术治疗。

十、为什么机械取栓术后患者仍有偏瘫?

脑梗死就像地里的庄稼缺水,已经旱死的禾苗浇水也不会再活,但处于半干旱或者轻微干旱的禾苗浇水后就会苗壮成长。脑血管堵塞后部分脑细胞在几分钟内就坏死了,血流再通也缓解不了这部分脑细胞坏死导致的偏瘫等症状。所以,有一些患者在机械取栓术后仍会遗留偏瘫,而要靠后来的康复治疗。但是处于缺血状态或者轻微缺血的这部分脑细胞在短时间内恢复供血后,功能会得到改善,这是机械取栓术开通血管的主要目的。血管开通时间越早,坏死脑细胞越少,脑梗死后遗症越轻。

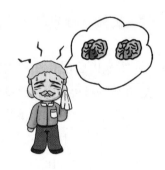

(赖昕)

第三节 脑血管疾病神经介入及溶栓治疗的护理

认识
神经介入

一、什么是神经介入治疗?

神经介入治疗是治疗神经系统疾病的一门新兴的微创临床技术,是在 DSA 系统的支持下,采用血管内导管操作技术,通过选择性造影、栓塞、扩张成形、机械清除、药物递送等具体方法,对累及人体神经血管系统的病变进行诊断和治疗,达到栓塞、溶解、扩张、成形和抗肿瘤等治疗目的的一种临床医学科学。

二、神经介入治疗的优势有哪些?

神经介入治疗具有适用性广、操作简单、创伤小、疗效确切等特点,越来越多地得到临床工作者和患者的认可。

三、与神经内科相关的神经介入治疗主要有哪些?

(一) DSA

DSA 是神经介入治疗的关键和初始环节,是将对比剂直接注入血管内,使脑血管系统显影的一种 X 线投影检查技术。通过脑血管造影可以明确是否存在动脉瘤、动静脉畸形及血管狭窄等病变,可以全面、动态地观察脑血管血流情况、变异情况、侧支代偿情况并为进一步治疗做好准备。

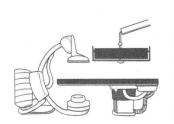

（二）脑供血动脉狭窄支架植入术

脑供血动脉狭窄造成的缺血性卒中是最常见的脑血管意外，如能在血管狭窄导致不可逆性脑梗死之前进行血管成形治疗，可有效地预防脑梗死的发生。动脉支架植入术是治疗脑供血动脉狭窄的有效方法之一，具有创伤小、致残率低、并发症小、安全等特点。

（三）经动脉介入溶栓疗法

在设备指引下使高浓度的溶栓剂直接作用于血栓，加速血栓溶解过程，缩短血管闭塞到再通时间，提高再通率，脑血流的恢复使神经功能得到明显的改善，缩短了脑缺血的时间，最大限度地保护和恢复脑组织的正常功能。

（四）机械取栓术

机械取栓术是治疗急性卒中大血管闭塞的一个重要手段，是通过血管内介入治疗的方法，将取栓装置放置在颅内大血管闭塞处，并将闭塞处的血栓由导管取出，恢复闭塞部位的血流通畅。如机械取栓术后残余狭窄明显，建议术中造影观察，如发现血管再次闭塞，建议行血管内球囊或支架成形术。

什么是急性卒中血管内取栓术？

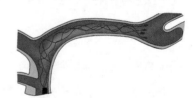

通过患者股动脉进入导丝、导管、机械取栓装置等把血管内的血栓取出来。

（五）桥接治疗

桥接治疗是在溶栓疗法基础上进行动脉血管内介入治疗（如动脉溶栓、机械取栓、球囊扩张、支架植入等一系列为恢复血管再通所做的治疗）。

四、神经内科相关的神经介入治疗的适应证和禁忌证有哪些？

（一）DSA

1. 适应证

（1）头颈部及颅内出血性、缺血性血管病变的诊断，如动脉瘤、动静脉瘘、颈内或颅内动脉狭窄、脑梗死等。

（2）颅内占位性病变：观察占位性病变血供及与周围血管的关系。

（3）了解头面部富血管性病变术前血供情况。

（4）手术后观察手术效果及脑血液循环状态。

2. 禁忌证

（1）全身严重感染或穿刺部位局部感染。

（2）有严重心、肾、肝功能不全者。

（3）碘对比剂过敏者。

（4）有严重出血倾向者。

（5）脑疝晚期，脑干功能衰竭者。

（二）脑供血动脉狭窄支架植入术

1. 适应证

（1）有症状或无症状的颈动脉、椎动脉狭窄。

（2）无血管外限性因素（如肿瘤和瘢痕）。

（3）无严重的动脉迂曲。

（4）无明显的血管壁钙化。

（5）血管成形术后再狭窄。

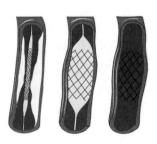

（6）有症状患者的颈动脉狭窄率≥50%，无症状患者的颈动脉狭窄率≥70%。

2. 禁忌证

（1）动脉粥样硬化性狭窄：存在粥样斑块，内腔极度不规则。

（2）临床体征与血管狭窄不符。

（3）卒中或痴呆所致的严重残疾，2周内发生心肌梗死或较大范围脑梗死。

（4）病变动脉完全闭塞。

（5）导管行经的动脉严重迂曲、硬化，导致导管难以通过者。

（6）合并颅内肿瘤或动静脉畸形者。

（7）3个月内有颅内出血。

（8）胃肠道疾病伴有活动性出血。

（9）患者或家属不同意。

（三）经动脉介入溶栓疗法

1. 适应证

（1）年龄 <80 岁，无严重全身并发症。

（2）急性闭塞性脑梗死发病 6 小时内，脑血管造影显示约 90% 患者可发现与症状相关的动脉狭窄部位，溶栓再通治疗能缩短脑缺血的时间，最大限度恢复脑的正常功能。在严格掌握患者的具体情况下，可将动脉溶栓治疗的时间窗延长至 12 小时，大脑后循环、椎基底动脉系统梗死动脉溶栓治疗的时间窗可以延长至 24 小时。

（3）CT 检查排除脑出血。

（4）近期无大手术史和出血性疾病的发生。

（5）凝血功能正常。

（6）严重神经功能缺失且逐渐加重，持续 1 小时以上。

（7）血压 200/100mmHg 以下。

（8）家属及患者签字，愿意承担手术风险。

2. 禁忌证

（1）脑血管出血。

（2）近期有大手术史和出血性疾病的发生。

（3）凝血时间延长。

（4）有严重心、肾、肝功能障碍。

（5）有中枢神经系统病变史或创伤史，如肿瘤、动脉瘤、颅内或椎管内手术史等。

（6）细菌性心内膜炎或心包炎、急性胰腺炎。

（7）血压：收缩压 >180mmHg 或舒张压 >100mmHg。

（四）机械取栓术

1. 适应证

（1）年龄：一般在 18 岁以上，甚至高界可以达到 80 多岁。

（2）神经功能缺损评分（NIHSS）≥6 分。

（3）结合影像学评估。

（4）注意"时间窗"：大脑前循环"时间窗"为 6~8 小时，大脑后循环"时间窗"可长达 24 小时。

（5）颈内动脉或大脑中动脉 M_1 段闭塞所致卒中。

（6）家属及患者签字，愿意承担手术风险。

2. 禁忌证

（1）急性脑梗死后，超出了要求的"时间窗"。

（2）CT 检查发现颅内低密度影超过大脑半球的 1/3 范围，或发现颅内有出血征象。

（3）近期有大手术史和出血性疾病的发生。

（4）有难以控制的高血压，经药物调节，血压仍得不到有效控制。

（5）血小板化验检查低于 100×10^9/L，血糖低于 2.6mmol/L。

（五）桥接治疗

1. 适应证

（1）年龄：18~80 岁。

（2）临床诊断为脑梗死，神经系统症状持续 30 分钟以上。

（3）发病时间在 8 小时以内，大脑后循环性脑梗死可酌情延长至 24 小时。

（4）CT 检查排除颅内出血且无大面积梗死的影像学早期征象。

（5）更适合应用于颈内动脉、基底动脉、大脑中动脉、大脑前动脉、大脑后动脉主干支发生的脑梗死。

（6）家属及患者签字，愿意承担手术风险。

2. 禁忌证　有过出血病史；有出血倾向，严重的卒中后遗症，感染性栓子引发的脑梗死，严重的心、肝、肾功能不全，各种严重的慢性疾病；糖尿病晚期等。

五、脑血管疾病神经介入治疗前患者的准备有哪些？

1. 常规术前检查　患者需行血、尿常规检查，肝肾功能检查，出凝血时间检查，凝血酶原时间检查，以及心电图、CT 等检查，以排除禁忌证。医生会根据患者情况及介入方式而选择具体检查方式。

2. 更换病员服，取出口内义齿，防止义齿脱落误入气管引起窒息；左侧肢体建立留置针静脉通道，遵医嘱术前输入尼莫地平稳定血管内膜，预防血管痉挛。

3. 双侧腹股沟及会阴区备皮。

4. 术前患者需练习床上大小便，适应床上使用便器。

5. 患者入手术室前排空大小便，全身麻醉插管后留置导尿管。

6. 术前 1 天患者常规饮食，特别是术前晚餐不宜吃得过饱。全身麻醉患者术前禁食 8 小时、禁水 4 小时以上，防止术中、术后可能出现呕吐而导致误吸。

7. 心理准备　告知患者自我放松，避免过于紧张，保证充足睡眠。

8. "绿色通道"收治的患者需行介入治疗时，由于时间紧迫，术前准备不需要完全达到上述要求。

六、缺血性卒中神经介入治疗采用何种麻醉方式?

急性缺血性卒中患者不一定需要常规全身麻醉，一般对于意识清楚、能配合的患者，如行 DSA、脑供血动脉狭窄支架植入术、动脉溶栓疗法，均可采用局部麻醉；如行机械取栓术、桥接治疗、部分脑供血动脉狭窄支架植入术，且患者无法配合治疗或为了保证操作安全，可选择全身麻醉。

七、神经介入治疗是从人体的什么位置进行穿刺?

人体的动脉都是相通的。神经介入实际是利用了人自身的血管管道进行治疗，从大腿根部的腹股沟处穿刺股动脉，伤口只有大约一个小米粒大小，导管由此进入，建立进入脑动脉的通道，之后脑血管支架、扩张球囊、弹簧圈等介入材料就可以通过导管到达靶血管和靶病变，快速撑开患者狭窄闭塞的血管，或应用弹簧圈堵塞动脉瘤和出血点。

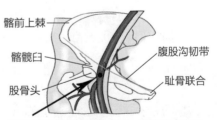

股动脉是下肢动脉的主干，由髂外动脉延续而来。在腹股沟韧带中点的深面入股三角。股动脉在腹股沟中点处位置表浅，可摸到搏动，是临床上急救压迫止血和进行穿刺的部位。

八、缺血性卒中溶栓疗法的最佳时机?

溶栓疗法是目前治疗 AIS 的重要手段,是早期恢复缺血性卒中患者血流的有效措施。根据《中国急性缺血性脑卒中诊治指南 2018》推荐意见,发病 3 小时内进行溶栓疗法为 1 级推荐,A 级证据;发病 3~4.5 小时进行溶栓疗法为 1 级推荐,B 级证据。

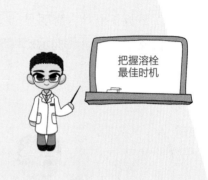

九、缺血性卒中溶栓疗法的适应证有哪些?

1. 诊断为缺血性卒中,有可测的神经功能缺损。
2. 在开始治疗之前症状发生 <3 小时。
3. 年龄 ≥18 岁。

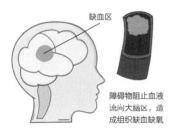

缺血区

障碍物阻止血液流向大脑区,造成组织缺血缺氧

缺血性卒中

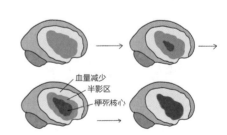

血量减少半影区

梗死核心

十、缺血性卒中溶栓疗法的禁忌证有哪些？

1. 最近3个月内有明显的头部创伤或卒中，症状提示蛛网膜下腔出血。

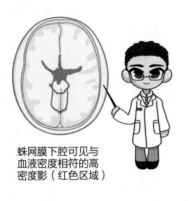

蛛网膜下腔可见与血液密度相符的高密度影（红色区域）

2. 最近7天内有不可压迫部位的动脉穿刺。

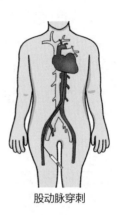

股动脉穿刺

3. 有颅内出血史。

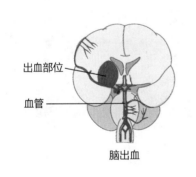

出血部位

血管

脑出血

4. 有颅内肿瘤、动静脉畸形、动脉瘤。

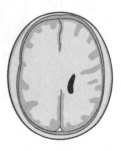

5. 近期有颅内或脊髓内手术。

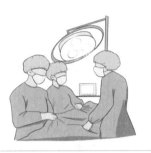

6. 血压高（收缩压 >185mmHg 或舒张压 >110mmHg）。

7. 有活动性内出血。

8. 最近 48 小时内接受肝素治疗或正在口服抗凝剂，如华法林。

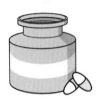

9. 血糖 <2.7mmol/L。

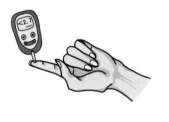

10. CT 提示多脑叶梗死（低密度范围 >1/3 大脑半球）。

十一、神经介入治疗的常见并发症有哪些?

（一）DSA

1. 穿刺部位出血、血肿 为最常见的并发症（表 1-6-1）。

表 1-6-1　DSA 穿刺部位出血、血肿的原因、临床表现及处理

原因	临床表现	处理
1. 患者凝血机制障碍，或使用抗凝、溶栓、抗血小板聚集药物所致 2. 患者术后烦躁，过早、过多运动下肢 3. 压迫止血不到位	1. 穿刺点局部出现淤血、青紫、小血肿，除局部胀痛不适外，无其他症状 2. 如血肿压迫动脉可引起肢端动脉搏动减弱或消失 3. 出血量大时可引起出血性休克 4. 如股动脉穿刺点过高致压迫止血困难，可引起腹膜后血肿	1. 动脉压迫止血应固定到位，压迫力度以局部无渗血、足背动脉搏动良好、皮肤颜色正常、无肢体感觉异常为宜 2. 穿刺侧肢体制动 6~8h，用力咳嗽或床上大小便时用力压住穿刺点 3. 对于凝血功能差、血压控制不良、躁动、小儿或穿刺鞘者较粗、全身肝素化者，要密切观察，延长压迫时间 1~2h 4. 小血肿（直径 <10cm）一般不予处理；大血肿（直径 >10cm）24h 后局部热敷或理疗；造成局部压迫者可切开清除

2. 血管痉挛、血栓形成或栓塞（表 1-6-2）。

表 1-6-2　DSA 致血管痉挛、血栓形成或栓塞的原因、临床表现及处理

并发症	原因	临床表现	处理
血管痉挛	可能由于导管或导丝对血管内皮细胞有刺激	以椎动脉痉挛最危险，患者可能会发生意识障碍，甚至出现死亡	脑血管严重痉挛者可适当给予解痉药，如罂粟碱、钙通道阻滞剂等
血栓形成或栓塞	可能与血液高凝状态、斑块脱落有关	微小血栓不引起症状，大的血栓堵塞者引起相应的血供区缺血、功能障碍，如股动脉血栓形成，表现为足背动脉搏动减弱或消失，肢体远端皮肤温度降低；如颅内动脉系统有血栓形成则出现相应神经系统症状，如偏瘫、失语等，DSA 检查出现相应部位血流中断	密切观察足背动脉搏动、远端肢体温度、肢体发麻及神经系统症状 局部按压不宜过紧，以扪及足背动脉搏动、穿刺局部不渗血为宜 血栓形成后要保持镇静，全面造影，找出栓子位置，行溶栓治疗

3. 动脉内膜下通道（动脉夹层）　可能是由于导管或导丝进入内膜下或注射造影剂压力过大造成。

（1）股动脉出现内膜下通道后会引起髂外动脉狭窄和足背动脉搏动减弱，严重者在内膜下血肿形成后 30 分钟左右可发生下肢麻木和疼痛，该侧股动脉搏动消失，多为顺行夹层，可自愈。

（2）如发生在颈内动脉，可出现颅内供血不足，对侧肢体瘫痪。

4. 血管穿孔或血管壁断裂

（1）原因：可能与血管结构异常有关。

（2）处理：及时止血降压。可闭塞的血管行血管内封堵；不能闭塞的血管行压迫或手术修补。

5. 假性动脉瘤或动静脉瘘。

（1）原因：可能是患者凝血机制障碍或使用抗凝、溶栓、抗血小板聚集的药物；患者烦躁，过早、过多运动下肢。

（2）处理：局部压迫、球囊栓塞、带膜支架植入或手术修复。

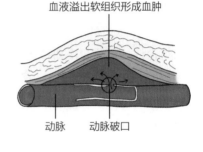

血液溢出软组织形成血肿

动脉　　动脉破口

6. 器材断裂、破裂。

7. 与卧床相关的不适　失眠、尿潴留、深静脉血栓、烦躁不安等。

8. 其他　窦性心动过缓或窦性停搏、低血压 / 高血压、心肌梗死、肾衰竭、腹膜后出血、感染等。

（二）脑供血动脉狭窄支架植入术

1. 脑出血

（1）临床表现：头痛、呕吐或出现进行性意识障碍，双侧瞳孔不等大，对光反射迟钝或消失；原有症状加重或出现新的肢体瘫痪；血压升高、呼吸深慢等。

（2）处理：平卧位休息；防止一切刺激因素，如情绪激动、咳嗽、用力排便等；立即通知医生，停用抗凝药；严格控制血压。

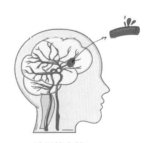

破裂的血管

2. 心律失常　一般发生在球囊扩张时或支架植入后，可出现心率下降。

3. 脑过度灌注综合征

（1）临床表现：头痛、癫痫、局灶性神经功能损伤等症状。

（2）处理：密切观察血压变化，将血压控制在术前 2/3 水平；对症处理。

4. 血栓形成　在确定没有颅内出血或出血倾向时，可以做动脉内溶栓治疗。

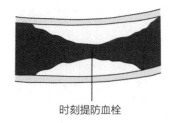

5. 栓子脱落　无症状者可以不做特殊处理。

6. 血压下降　若血压下降不超过 20mmHg，可以暂时不予处理，支架植入 6 小时内血压下降 <100mmHg 者，可给予升压药治疗。

时刻提防血栓

7. 动脉夹层形成（同上述 DSA 相关内容）。

8. 支架植入后远期并发症主要是血管再狭窄，机制还不是很清楚，但比较一致的结论认为再狭窄主要由组织增生引起。

（三）经动脉介入溶栓疗法

1. 脑出血

（1）溶栓术后脑出血是最严重和危险的并发症，导致临床预后差，部分脑出血量大的患者病死率高达 70%~90%。

（2）动脉溶栓后出血的原因很复杂，可能与梗死发生的部位、溶栓药物用量、抗凝药物用量、发病至溶栓治疗的时间、患者的血压水平、凝血功能状况、溶栓前有无低密度灶等有关。

（3）脑出血易发生在溶栓后 2~24 小时，所以溶栓过程中应严密观察此时间段内患者的病情变化。

2. 缺血再灌注损伤

（1）缺血再灌注损伤指脑组织发生急性缺血后闭塞血管再通，脑组织恢复血供后损伤进一步加重的现象。

（2）表现为溶栓血管再通后患者临床症状无明显改善，部分患者甚至出现症状加重，如剧烈头痛、意识障碍、呕吐、颅内高压。

（3）处理：患者头部抬高 30°，低流量吸氧，20% 甘露醇快速静脉输入；密切观察意识、瞳孔、呼吸、血压变化、肢体活动，记录 24 小时出入量。

3. 溶栓治疗后的血管再闭塞

（1）部分患者经动脉溶栓治疗血管再通后再次出现症状加重，原因有可能是溶栓术后血管再闭塞。

（2）处理：动脉溶栓术中可以进行血管成形术，理论上可以减少血管再通后血管再闭塞的发生；术后抗凝治疗、抗血小板治疗或行球囊扩张术、支架植入术可有效预防血管再闭塞。

4. 出血　皮肤黏膜、牙龈、鼻腔、消化道、泌尿道的出血，予以对症处理。

5. 其余并发症与上述 DSA 相关内容相同。

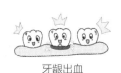

牙龈出血

皮肤出血

（四）机械取栓术

1. 出血转化　是机械取栓术后最常见、最严重的并发症。

（1）原因：可能是血管壁损伤、缺血再灌注损伤及抗凝治疗有关；患者自身的脑梗死部位、严重程度、血压等也是重要影响因素。

（2）处理：医生会根据条件和患者自身血管情况，选择合适的取栓装置，同时要注重患者的血压管理；对于并发症导致严重颅内高压的情况，可早期行去骨瓣减压等治疗。

2. 脑血管再闭塞与痉挛　也是常见并发症之一。

（1）病因比较复杂，脑血管再闭塞可能导致再灌注治疗无效；血管痉挛则通常可逆，但治疗过程中的血管痉挛易发生血管闭塞及再狭窄。

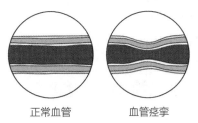

正常血管　　　　血管痉挛

（2）术后联合应用血小板糖蛋白Ⅱb/Ⅲa 受体拮抗剂药物，可降低血管再闭塞的发生风险或治疗血管再闭塞，必要时可能需要再次取栓或行支架成形术。

3. 异位栓塞　机械取栓术可能会由于部分血栓和血管内不稳定斑块脱落而导致远端血管及其分支栓塞的可能。术前可以使用稳定斑块的药物进行预防，术后进行抗凝治疗，密切监测凝血功能，另外，流畅的取栓操作技术也有助于预防并发症发生。

4. 脑过度灌注损伤　原因同溶栓疗法。可应用脱水药减轻此现象的发生，但要排除是否有新发的脑出血。

（五）桥接治疗

以上神经介入治疗可能出现的并发症在桥接治疗都可能会出现。

十二、缺血性卒中溶栓疗法后如何进行病情监测？

严密监测生命体征，观察神志、瞳孔变化情况，观察患者四肢肌力、肌张力恢复情况，观察患者皮肤情况。密切观察患者呼吸情况，必要时监测血氧饱和度，及时纠正低氧血症，改善脑细胞缺氧状况。

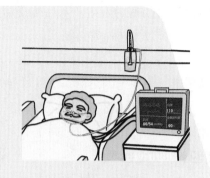

十三、如何进行缺血性卒中患者溶栓疗法后的血压监测，血压波动在什么范围以内是正常的？

美国心脏协会/美国卒中协会（AHA/ASA）制订的《急性缺血性卒中早期管理指南》（2019版）指出，溶栓疗法后血压应控制在180/105mmHg（1mmHg=0.133kPa）以下。

十四、缺血性卒中患者溶栓疗法后，皮肤出现瘀斑是什么原因？

缺血性卒中溶栓疗法使用的溶栓药物 rt-PA 是一种糖蛋白，注射后导致纤维蛋白降解，溶解血块，可能会出现皮下出血和/或黏膜下出血，从而形成瘀斑。

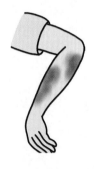

十五、缺血性卒中患者溶栓疗法后患者的体位要求?

缺血性卒中患者溶栓疗法后平卧位休息 24 小时,如患者出现呕吐,把头偏向一侧,根据患者瘫痪情况,取适宜的良肢卧位。头部适当抬高,避免头颈部位过度歪曲、用力。正确摆放肢体可以预防和对抗肌痉挛。

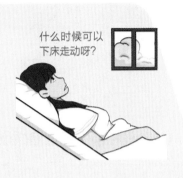

什么时候可以下床走动呀?

十六、什么是良肢位?

良肢位的摆放是康复手段的一种,它是为了保持肢体的良好功能而将其摆放在一种体位或保持一种姿势,是从治疗和护理的角度出发而设计的一种临时性体位。

十七、良肢位包括哪些体位?

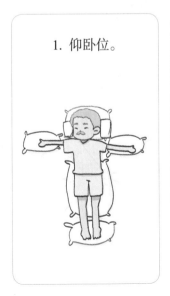

1. 仰卧位。

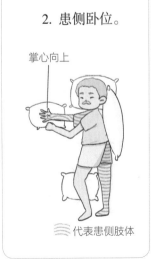

2. 患侧卧位。

掌心向上

代表患侧肢体

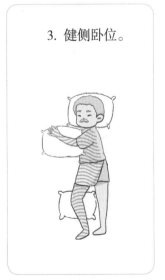

3. 健侧卧位。

4. 床上坐位。

5. 轮椅坐位。

十八、缺血性卒中患者溶栓疗法后，可以翻身吗？

缺血性卒中患者溶栓疗法后，不但可以翻身，而且是必须翻身。每隔1~2小时需给患者翻身1次，必要时使用气垫床。

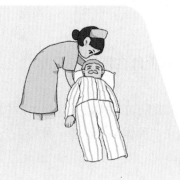

十九、缺血性卒中患者溶栓疗法后多久可以下床活动?

缺血性卒中患者溶栓疗法后平卧位休息24小时，在病情允许的情况下应尽早活动，时间不宜过长，以防劳累，早期活动可有效减少肺部感染、皮肤压力性损伤、深静脉血栓形成、便秘等。

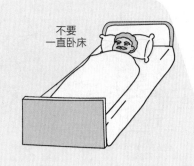

不要
一直卧床

二十、缺血性卒中患者溶栓疗法后可以饮水吗?

无吞咽功能异常、无消化道出血是可以饮水的。必要的饮水可以湿化呼吸道,保证人体所需水分。

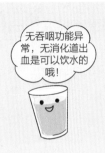

无吞咽功能异常,无消化道出血是可以饮水的哦!

二十一、缺血性卒中患者溶栓疗法后如何保持气道通畅?

(一)翻身拍背

定时翻身拍背,促进痰液排出,也可使用排痰机协助排痰。

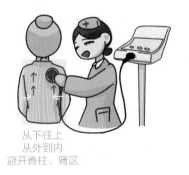

从下往上
从外到内
避开脊柱、肾区

(二)稀释痰液

痰液黏稠者,可以采用雾化吸入疗法,帮助稀释痰液。

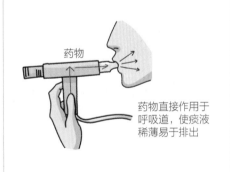

药物

药物直接作用于呼吸道,使痰液稀薄易于排出

(三)吸痰

不能自行咳出痰液者,及时给予吸痰,保持呼吸道通畅。

（四）气管插管 / 气管切开

气道功能严重受损者，及时给予气管插管 / 气管切开，必要时给予机械辅助通气。

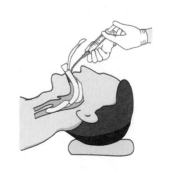

二十二、缺血性卒中患者溶栓疗法后口腔牙龈出血怎么办？

缺血性卒中患者溶栓疗法后如出现口腔牙龈出血，可用冷水或冰水含漱，或用生理盐水纱布加压。

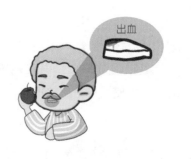

二十三、缺血性卒中患者溶栓疗法后可以刷牙吗？

可以。卒中后食物易残留于口腔，导致口腔异味及影响进食，每餐后应及时清理口腔，为避免口腔黏膜出血，可选用软毛牙刷或者儿童指套牙刷。

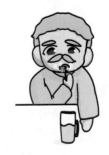

二十四、缺血性卒中患者溶栓疗法后可以进食吗?

病情允许的情况下可以进食,需根据患者的个体情况,实施个体饮食指导。

二十五、卒中后意识障碍或吞咽障碍的患者如何进食?

卒中患者急性期吞咽障碍的发生率可达 37%~78%,不能经口进食者,可鼻饲饮食,保证足量的水分和营养丰富的流质饮食,如牛奶、果汁、鱼汤等,以防误吸。

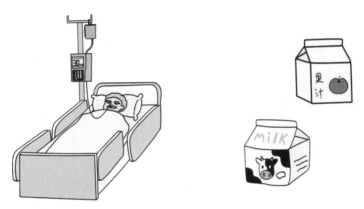

二十六、卒中患者留置胃管后的注意事项有哪些?

（一）体位

为患者进行鼻饲时,应使其处于适当的体位,如坐位、半卧位,卧床患者需抬高床头 30°~40°。

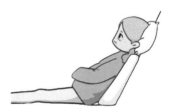

（二）辅食

两次膳食之间可加用果汁、菜汁、温开水等,以增加水分摄入。

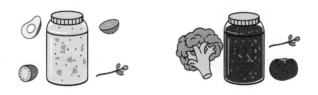

（三）鼻饲量

鼻饲液以每次不超过 200ml 为宜，并准确记录入量。

（四）温度

保证食物的温度适宜，建议 38~42℃，避免过冷或过热。

（五）浓度

鼻饲营养液的浓度应从低浓度逐渐增至所需浓度。

（六）速度

鼻饲液的滴速应逐渐增加。

（七）安全卫生

鼻饲液应现配现用，保存期不超过 24 小时。

二十七、卒中患者饮水呛咳、被食物噎住应如何处理？

患者取平卧位，头偏向一侧，必要时采用负压吸引吸出异物，保证气道通畅。

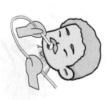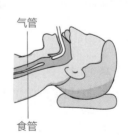

气管

食管

二十八、卒中偏瘫患者穿脱衣服的技巧有哪些？

选择棉质、穿脱方便的衣服，并指导患者穿衣时先穿患侧，后穿健侧；脱衣时先脱健侧，后脱患侧。

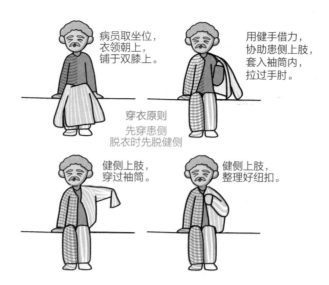

病员取坐位，衣领朝上，铺于双膝上。

用健手借力，协助患侧上肢，套入袖筒内，拉过手肘。

穿衣原则
先穿患侧
脱衣时先脱健侧

健侧上肢，穿过袖筒。

健侧上肢，整理好纽扣。

二十九、脑血管疾病神经介入治疗的注意事项有哪些?

（一）DSA

1. 病情观察

（1）观察生命体征、意识、瞳孔变化。

（2）观察神经系统体征：语言功能障碍、肢体功能障碍等是否较前加重。

（3）观察有无并发症的出现。

2. 多饮水，促进造影剂的排出，8 小时内需要饮水 2 000ml，排尿 800ml 以上，防止因造影剂代谢不畅导致肾功能不全。

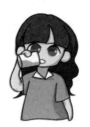

3. 穿刺处的注意事项

（1）穿刺侧肢体制动 6~8 小时，保持穿刺侧肢体伸直，髋关节不能过度屈曲及活动；卧床休息 24 小时后起床活动，必要时使用约束带约束肢体。

（2）密切观察穿刺点有无渗血、足背动脉搏动是否良好、有无肢体发麻或皮肤温度降低的情况出现。

（3）穿刺处使用动脉压迫止血器，注意压迫器有无移位或松动。

（4）拆除动脉止血压迫器时，要把粘贴的胶带一起拆除，注意保护局部皮

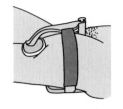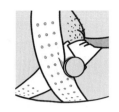

肤，防止皮肤撕脱伤及水疱的发生。

4. 术后 24 小时内在床上大小便，尿潴留者，遵医嘱进行留置导尿。

5. 做好皮肤的护理，定时翻身。

6. 术后协助患者进食，第一日进清淡、易消化饮食，注意勿进食含糖及产气食物，返回病房后可先试着少量进食，无恶心、呕吐可正常进食，第二日转为常规饮食。

7. 术后结果提示动脉瘤或血管畸形的患者，要预防再出血的发生，避免剧烈活动、情绪激动、用力大小便、用力咳嗽等。

（二）脑供血动脉狭窄支架植入术

除上述 DSA 的注意事项外，脑供血动脉狭窄支架植入术术后还需注意以下几点：

1. 术后体位　全麻患者，术后 6 小时取去枕平卧位；应用血管缝合器缝合股动脉的患者，术后 8 小时，髋关节可适度屈曲；未使用缝合器的患者与全脑血管造影术术后患者护理措施相同。

2. 床旁安置心电监护仪　严密监测生命体征，尤其是血压的监测，按要求控制血压；注意患者主诉，及时发现并发症的早期征兆。

3. 患者全麻术后回病房，暂禁食 6 小时，头偏向一侧，防止呕吐物误吸；患者可进食后饮食指导同 DSA 术后相关内容。

4. 血压过低，应停止继续静脉输入尼莫地平。

5. 抗凝药物遵医嘱继续服用，观察有无出血倾向。

6. 多了解脑血管疾病方面的知识，低盐低脂饮食，戒烟，戒酒，控制导致卒中的相关危险因素。

（1）有高血压者，按时口服降压药，定时监测血压。

（2）有糖尿病者，注意血糖的控制，注意内分泌科随访。

（3）保持生活规律，情绪乐观、稳定，术后前半年每个月门诊随访，有不适时立即就诊。

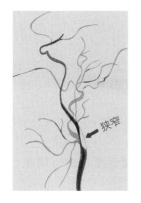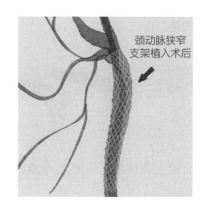

颈动脉狭窄：支架植入术前　　　　颈动脉狭窄：支架植入术后

（三）经动脉介入溶栓疗法

1. 病情观察

（1）安置心电监护仪，观察生命体征、意识、瞳孔变化、血氧饱和度，密切观察血压的变化。

（2）观察神经系统体征有无加重，肌力、语言的恢复情况。

（3）牙龈及口腔是否有出血，加强全身皮肤的观察，如有无瘀斑、瘀点。

（4）留置尿管，密切观察小便的性质及量。

2. 穿刺点的注意事项同 DSA 术后观察。

3. 基础护理

（1）定时翻身，床上大小便，做好清洁护理。

（2）保证患者的安全，防止坠床、跌倒、碰伤等意外事故发生。

（3）协助进食，给予低脂、低盐、易消化的食物，多食蔬菜、水果，补充维生素；对吞咽困难或不能进食者可通过胃管给予流质饮食以保证足够的热量供应。

（4）保持大便通畅。

4. 避免情绪激动和劳累，保持生活规律。

5. 多了解脑血管疾病方面的知识，低盐、低脂饮食，戒烟，戒酒，控制导致卒中的相关危险因素。

（1）出院后按时服药，明白服药的必要性，不可擅自停药及更改药物剂量，如有出血及时就诊。

（2）定期门诊复查。

（四）机械取栓术

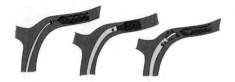

1. 严密监测生命体征　安置心电监护仪，观察术后血压情况，监测脉搏、呼吸、血氧饱和度。

2. 神经功能监测　观察患者的意识、瞳孔、肢体运动、语言，如出现严重头痛、高血压、恶心、呕吐等症状应立即通知医生，及时复查头颅 CT，了解有无出血转化、高灌注综合征等并发症。

3. 颅内压管理　及时筛查和处理引起颅内压升高的因素，如发热、头颈部过度扭曲、情绪紧张、癫痫、呼吸道不通畅、咳嗽、便秘等。颅内压升高患者可采用抬高头位（抬高床头 >30°）的方式改善静脉回流、降低颅内压。医生需根据患者具体情况选择药物的种类和给药方案，如甘露醇、甘油果糖、呋塞米等。

4. 呼吸道管理　全身麻醉行气管插管后，应注意清理呼吸道及管道的固定，防止导管脱落及患者意外拔管，可给予适当的保护性约束，防止因患者的躁动而导致导管脱出。另外，全身麻醉会使患者发生肺炎的概率增加、延长气管插管时间，术后应及时拔除气管插管，避免呼吸机相关性肺炎。但对于意识水平降低或内分泌紊乱的患者需要延长气管插管时间。

5. 穿刺点的护理　密切观察穿刺侧肢体的肢端循环、皮温、皮肤颜色、肢体有无疼痛及足背动脉搏动情况，防止再次栓塞。保持室温 26~28℃，避免寒冷刺激。

6. 用药护理　术后应用抗生素预防感染。

7. 饮食指导　术后卧床时间较长，应保持大小便通畅，进食软、易消化和高蛋白食物，不能经口进食者，可安置胃管鼻饲饮食。

8. 穿刺处 1 周内勿用水清洗，患者应避免剧烈运动。

9. 出院后 1~3 个月到医院复查

（1）遵医嘱用药，避免漏服、多服，并注意药物副作用，勿擅自停药。

（2）患者回家后自行监测血压、血糖，必要时进行专科随访，调整用药。

（3）建立良好的生活习惯，适当运动，避免过度劳累，戒烟、戒酒，注意饮食。

（五）桥接治疗

术后管理见经动脉介入溶栓疗法和机械取栓术术后观察相关内容。

三十、患者发现介入穿刺处的加压胶布松脱了该怎么办？

立即呼叫护士或医生，在医护人员未赶到病房前，可用双手用力按压腹股沟穿刺处，防止出血，待医护人员到床旁后再做进一步处理。

三十一、脑血管疾病神经介入治疗有风险吗？

神经介入治疗创伤较小，因其是通过生理管腔（血管内）来治疗疾病的，但在血管内操作仍然是有风险的，如造成血管破裂、堵塞等可能引起颅内出血或脑梗死，造成严重后果。在手术级别分类中，脑血管造影被列为三级手术，一般的介入治疗都是四级手术（最高级别），可见它不是小手术。神经介入医生常常需要有深厚的神经病学、神经解剖学基础，还要有敏锐的影像辨别能力和熟练的介入器械操控能力，否则"小手术"就会引起"大麻烦"。所以医生会在术前跟患者或家属有针对性地分析、解释。另外，也有一些其他的问题需要注意，如穿刺部位血肿、造影剂对肾脏的损伤、射线引起的副作用等。

三十二、机械取栓术后还需口服药物治疗吗？

机械取栓术后应常规给予口服抗血小板药物治疗。若机械取栓的同时行血管内支架成形术，术后应每天联合服用阿司匹林100mg及氯吡格雷75mg，至少1个月，之后改用阿司匹林或氯吡格雷长期口服。

三十三、行机械取栓术的患者是否需要降压治疗？

对于急性缺血性卒中的患者，一般不要求血压降到正常范围，但过高的血压会增加手术的风险，因此对考虑行血管内取栓治疗的患者，要求术前的血压控制在 180/105mmHg 以下，血管开通后对于高血压患者也应该严格控制血压，但不应低于 90/60mmHg。

三十四、患者表现得很消极、不耐烦怎么办？

卒中患者在卒中突然发生后处于急性心理应激状态，面临许多心理、社会问题，这时医护工作者应镇定应对、安抚患者，运用沟通技巧鼓励患者抒发自己的想法，调动患者的积极情绪，阻断负性思考；鼓励患者参与康复及进行自我护理，增强自信心，使患者感到来自家庭和朋友的支持和关心；重视对患者精神、情绪变化的监控，出现问题时及时干预。

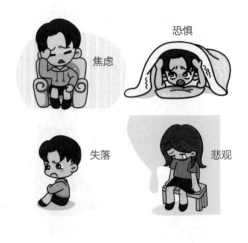

（李亚男　李思琴　周乾晓　吴晓妍）

第四节　卒中相关性肺炎

一、什么是卒中相关性肺炎？

卒中相关性肺炎（stroke associated pneumonia，SAP）是指非机械通气的卒中患者在发病 7 天内新出现的肺炎，卒中 72 小时内出现的肺炎称为早发性卒中相关性肺炎。发病群体为原来没有肺部感染的卒中后患者，SAP 与卒中后机体功能障碍有极为密切的关系，与住院与否无关。

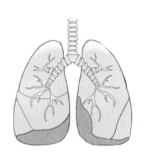

二、卒中相关性肺炎有哪些临床表现？

非机械通气的卒中患者在发病 7 天内新出现的肺部感染症状：

1. 发热，≥38℃。

2. 新出现或加重的咳嗽、呼吸困难或呼吸急促。

3. 新出现的脓痰；24 小时内出现痰液性状改变或呼吸道分泌物增加；吸痰次数增加。

4. 肺部听诊发现啰音、爆裂音或支气管呼吸音。

5. 年龄≥70 岁的老人，无其他明确原因出现意识状态改变。

三、卒中相关性肺炎的病因及发病机制是什么？

卒中相关性肺炎的发病与卒中引起的意识障碍、吞咽障碍、保护性反射减弱、食管下段括约肌功能下降、呼吸运动与吞咽运动的协调性下降、咳嗽反射减弱等密切相关。因此，易使鼻咽部和口咽部分泌物、食物、水、胃内容物被误吸入气管、肺部而发生卒中相关性肺炎。

主要发病机制是卒中后意识障碍、吞咽功能障碍造成的误吸及卒中诱导的细胞免疫功能低下从而产生全身免疫抑制，使患者易于感染。另外，卒中患者多因肢体瘫痪导致长时间卧床，气管内分泌物易坠积于肺底，细菌易于繁殖引起 SAP。

四、发生卒中相关性肺炎的患者多吗？

由于地区、经济、医疗条件不同，SAP 的发病率为 7.1%~31.7%。

五、哪些因素可能导致卒中相关性肺炎的发生？

（一）患者因素

老年、男性、神经功能缺损严重、卒中部位、肺炎病史、心房颤动、吞咽困难、糖尿病、吸烟、意识障碍、慢性阻塞性肺疾病、严重脑白质疏松、高脂血症、"中风"诱发的免疫抑制综合征、低蛋白血症、住院时间长、残障程度重（改良 Rankin 量表评分 >2 分）、入院前生活不能自理（改良 Rankin 量表评分 >2 分）、入院时严重高血压、冠心病、长期卧床等。

（二）治疗因素

保留鼻胃管、气管侵入性操作、质子泵抑制剂和 H_2 受体拮抗剂的使用、预防性应用抗生素、脱水剂的使用等。

六、如何诊断卒中相关性肺炎？

1. 至少符合下列标准中任意 1 项

（1）无其他明确原因出现发热（体温 ≥38℃）。

（2）白细胞减少（≤4×10^9/L）或白细胞增多（≥10×10^9/L）。

（3）年龄 ≥70 岁老人，无其他明确原因出现意识状态改变。

2. 并且至少符合下列标准中任意 2 项

（1）新出现的脓痰；24 小时内出现痰液性状改变或呼吸道分泌物增加；吸痰次数增加。

（2）新出现或加重的咳嗽、呼吸困难、呼吸急促（呼吸频率每分钟 >25 次）。

（3）肺部听诊发现啰音、爆裂音或支气管呼吸音。

（4）气体交换障碍［如低氧血症（PaO_2/FiO_2 ≤300mmHg），需氧量增加］。

3. 胸部影像学检查至少具有下列表现中任意 1 项

新出现或进展性的浸润影、实变影或磨玻璃影（既往无心肺基础疾病患者，单次胸部影像检查具有上述表现中任意 1 项即可）。

七、卒中相关性肺炎患者的预后如何？

1. 住院期间和出院后的临床结局都较差。
2. 患者残疾率增加。
3. 住院时间延长，长期住院的风险加大。
4. 增加医疗及护理费用。
5. 多重耐药感染的风险增加。
6. 死亡风险增加。

八、卒中相关性肺炎如何治疗？

1. 一般治疗

（1）积极治疗原发病：对卒中的相应治疗和处理包括缺血性卒中的溶栓治疗、出血性卒中的血肿清除和降颅压治疗等。

（2）化痰及痰液引流：应用盐酸氨溴索、乙酰半胱氨酸、羧甲司坦等药物静脉滴注或者雾化吸入，充分稀释痰液。护理方面需定时翻身、拍背、变换体位（体位引流痰液）和吸痰，可选用排痰机等促进呼吸道分泌物排出。

（3）口腔管理：加强口腔护理及综合管理（使用生理盐水、氯己定或聚维酮碘含漱液冲洗、刷洗牙齿和舌面等），可以减少口咽部条件致病菌，避免其移位和易位，减少或预防肺部感染的发生。

（4）氧疗与呼吸支持：动态监测患者的血氧饱和度或进行血气分析，使血氧饱和度保持在 94% 以上、氧分压保持在 70mmHg 以上；如果出现低氧血症可给予持续鼻导管吸氧或者高流量氧疗；如果常规氧疗无效，出现严重的低氧血症或者呼吸衰竭（氧分压≤60mmHg）时给予机械通气。

（5）对症治疗：体温 >38.5℃给予退热（服用退热药物或者物理降温）、补充液体、止咳、平喘等治疗。

2. 营养支持　发病 24~48 小时内尽量让卒中患者口服食物，若患者不能经口进食，应尽早用持续肠内营养，能应用肠内营养者尽量不采用静脉营养的方式。

3. **抗感染治疗**　诊断一旦确立，尽早开始经验性抗感染治疗，并尽快通过临床标本培养和药敏鉴定，确定致病原，为治疗提供依据。

4. 中医中药治疗。

九、如何预防卒中相关性肺炎？

（一）体位

卒中患者如果没有禁忌证（如骨盆疾病、脊椎疾病）应尽量采用半卧位。

（二）吞咽功能训练

急性卒中后进行吞咽功能的早期评估、筛查和康复，有助于降低肺炎的发生率。

（三）气道管理

1. 因痰液较多导致严重低氧血症（氧分压≤60mmHg），鼻导管或面罩吸氧不能改善，需要开放人工气道。

2. 有效咳嗽、排痰

（1）深呼吸和有效咳嗽：取坐位或半卧位，先进行深而慢的腹式呼吸5~6次，然后深吸气至膈肌完全下降，屏气3~5秒，继而缩唇，缓慢地经口将肺内气体呼出，再深吸一口气屏气3~5秒，身体前倾，从胸腔进行2~3次短促有力的咳嗽，咳嗽时同时收缩腹肌，或用手按压上腹部，帮助痰液咳出。也可取俯卧屈膝位，借助膈肌、腹肌收缩，增加腹压，咳出痰液。

（2）叩击背部排痰：通过叩击、震动患者背部，间接地使附着在肺泡周围及支气管壁的痰液松动脱落。患者侧卧位或在他人协助下取坐位，叩背时两手手指弯曲并拢，呈背隆掌空状，以手腕力量，从肺底向气管方向逐渐叩，自下而上，从外向内，迅速而有节律地叩击患者背部，边叩边鼓励患者咳嗽。

叩击要点：应避开心脏、骨突部位（如脊柱、肩胛骨）及衣服拉链、纽扣等；叩击力量应适中，以患者不感到疼痛为宜；每次叩击时间以3~5分钟为宜，应在餐后2小时至餐前30分钟进行。

（四）营养管理

最容易误吸的食物是稀液体状的食物，如白开水、清汤等。最容易吞咽的食物是密度均一、有适当黏性、不松散、通过咽及食管时容易变形、不在黏膜上残留的食物，例如泥状食物（芝麻糊、烂米糊、面糊或者布丁等），这种食物不容易在吞咽启动之前沿着舌根快速流下去而进入气道，可使吞咽延迟的患者更好地控制咀嚼、转运食物及吞咽而减少对滞留食物误吸的危险。

1. 饮食的黏度

（1）食物黏度：目前有吞咽障碍的患者所吃食物的黏度常以非客观方式进行描述，例如花蜜样／糖浆样、蜂蜜样、布丁样稠度的液体，布丁状半固体食物，碎食，软食等。可用黏度计对食物黏度进行客观测量。

（2）液体黏度：根据不同食物的特性，将液体的黏度分为 4 个水平。

1）稀薄液体，包括水、牛奶、果汁、咖啡、茶、碳酸饮料等。

2）糖浆样液体，放置于匙内被缓慢倒出时，类似于未凝固的明胶，可以分离成液滴状。

3）缓慢倒出时，呈现连续的液线，无法分离成液滴状，类似真正的蜂蜜。

4）缓慢倒出时，黏着在一起，呈团块状落下，类似布丁。

（3）固体黏度：分为 4 个水平的半固体或固体食物的质地。

水平Ⅰ：泥状食物，针对中到重度吞咽障碍的患者，主要由均匀一致但不易松散的布丁样食物组成。

水平Ⅱ：碎食，针对轻到中度吞咽障碍的患者，包括：水平Ⅰ的食物；湿润、柔软、容易形成食团的食物；食物成块，但体积不能大于1/4英寸（1 英寸 = 2.54cm）。该水平是从泥状食物到更为固体的食物之间的过渡水平，需要一定的咀嚼能力。

水平Ⅲ：针对轻度吞咽障碍的患者。该水平的食物包括大多数质地的食物，除了非常坚硬或松脆的食物。食物应该湿润，为一口可咬下的大小，需更多的咀嚼能力。

水平Ⅳ：正常饮食，包括所有允许的食物。

2. 可以根据患者生活习惯和饮食习惯选择食物。

3. 将固体食物改成泥状或布丁状半固体，将稀液体内加入增稠剂以增加黏度，可减少误吸，增加营养摄入量。

4. 进食时应尽量保持下颌向下，头转向一侧，并鼓励患者吞咽少量食物、多次吞咽及每次吞咽后咳嗽。

（五）口腔卫生

1. 使用牙刷（软毛牙刷或负压吸引牙刷）、牙膏、牙线、漱口水等口腔护理用物以保持口腔清洁。

2. 建议每天至少刷牙两次或每餐餐后刷牙，刷洗患者的牙齿、牙龈和舌头，每次刷 3 分钟，最后涂抹润唇膏润唇。

3. 根据患者口腔具体情况，遵医嘱选择口腔护理药物。

4. 摄入足够的液体以避免口腔干燥。

5. 无牙或存在牙刷刷牙禁忌证的患者，如血小板减少性牙龈出血、严重溃疡、凝血功能紊乱患者，可使用泡沫棉签清洁牙齿。

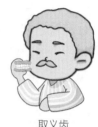

取义齿

6. 佩戴活动义齿的患者，饭后摘下义齿进行清洗，睡前需要摘下义齿用温开水浸泡 3~4 小时，再放入清洁盒保存。

（六）长期卧床患者

1. 病情观察　每天监测患者的生命体征、意识状态。观察患者咳嗽、咳痰情况，评估痰液的颜色、性状、量、气味等。

2. 床头抬高　在病情允许及鼻饲过程中，床头抬高 30°~45°，并在鼻饲后保持床头抬高 30 分钟为宜。

3. 早期下床活动　在病情允许且保证患者安全的前提下，提倡并协助患者早期下床活动。

4. 呼吸功能锻炼和促进有效排痰　神志清楚的患者要练习缩唇呼吸、腹式呼吸等呼吸功能锻炼方法及有效咳嗽方法。对于长期卧床、咳痰无力的患者，定期为卧床患者翻身，必要时采用雾化吸入、背部叩击、体位引流、振动排痰、吸痰等措施促进排痰。

5. 误吸的预防

（1）误吸高风险人群包括吞咽功能障碍、胃食管反流、胃排空延迟、意识障碍、精神状态异常或口腔卫生状况差的患者。患者出现躁动、剧烈咳嗽、进行无创正压通气、体位变动等情况时，发生误吸的风险增加。

（2）对患者进行肠内营养支持时，应抬高头部和上半身（≥30°），并且在喂养过程中或喂养结束后的 30 分钟，尽可能保持患者体位的相对稳定，以免发生误吸。

（3）留置胃管的患者，每次鼻饲前评估胃管位置。持续鼻饲、体位引流、吞咽功能障碍等误吸高风险患者应每 4 小时评估其胃残余量。

6. 定时翻身　每 2 小时为患者翻身 1 次，可促进痰液的排出，防止肺泡萎缩和肺不张，有利于肺部炎症的吸收好转。翻身时宜缓慢进行，停止鼻饲，同时配合叩背、咳痰，将患者逐步翻至所需体位。

（七）病室环境

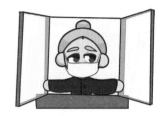

保持病房有良好的自然通风，每天通风 2~3 次，每次不少于 30 分钟。在冬天选择恰当的时间通风换气，通风时给患者盖好被子以免着凉，注意保持室温 22~24℃，湿度 50%~70%。注意室内卫生。保持病房安静以利于患者休息，告知患者避免情绪波动。严格探视及陪护制度，控制室内流动人员，预防交叉感染。

（八）探视管理

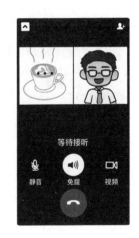

1. 每次探视时，1~2 名家属进入。

2. 疑似或证实有呼吸道感染的家属及婴幼儿，避免探视。

3. 在每天探视时间段内，每次探视时间以 20~30 分钟为宜。

4. 家属在探视中避免触摸患者的管道、仪器等。

5. 尽量减少探视或使用视频探视。

6. 探视人员做好手卫生。

7. 探视结束后适当通风。

十、卒中相关性肺炎患者出现发热如何处理？

（一）发热初期（体温 36.7~38.5℃）

患者表现为畏寒、皮肤厥冷、无汗，可不做处置，也可适度保暖，防止寒战。此时应积极配合医生做相关检查，进行下一步治疗。

（二）发热期（体温 ≥38.5℃）

患者表现为皮肤潮红、微汗、呼吸和心率加快。除对因治疗外，还应严密观察生命体征，辅以各种物理降温或药物降温。常用物理降温包括温水擦浴、酒精擦浴、冰袋降温。注意：降温法不要在足心置冰袋；寒战时不宜使用物理降温；温水擦浴法在给予退热药后使用效果较佳，但体温 >39.0℃时不宜进行；酒精擦浴不适用有出血倾向的患者，不宜与退热药合用，而且不宜擦腹部、后背、前胸、足心，避免引起不良反应，亦不可短时间内与温水擦浴交替使用；冰袋降温要定时查看降温局部，防止发生冻伤。

（三）退热期

患者出现大汗、体温下降。此时要注意保暖，防止心律失常、血压骤降及休克，补充水电解质及维生素，给予高热、高蛋白、易消化的流质、半流质食物，意识障碍者鼻饲喂养。

（四）加强呼吸道管理

做好手卫生很重要，避免交叉感染；加强翻身、叩背。因为高热时呼吸加快、痰液黏稠，容易造成小气道阻塞，引起肺部感染。

（五）皮肤及口腔护理

加强皮肤护理和口腔护理，尤其是意识障碍患者、老年患者、合并糖尿病患者及皮肤敏感患者。

（六）心理护理

安抚患者，嘱患者适当进食，多进水，少食多餐，防止水电解质失衡及菌群失调。

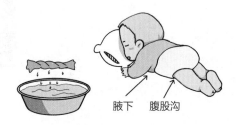

腋下　腹股沟

（李铭）

第五节　卒中患者的血压管理

一、卒中与高血压的关系是什么？

高血压是脑血管疾病最重要的危险因素之一，有 70% 以上的脑血管病是由高血压造成的，高血压与脑血管疾病的发生和预后密切相关。

二、为什么说做好卒中患者的血压管理是非常必要的？

1. 卒中是中国高血压患者最主要的并发症。
2. 卒中是中国高血压患者致残、致死的主要原因。
3. 高血压是卒中最重要的危险因素。
4. 血压升高是卒中急性期的常见并发症。
5. 卒中是全球重大的公共卫生问题。

三、我国卒中高危人群的血压控制状况如何？

目前，我国卒中高危人群的高血压控制状况堪忧。近期一项大型流行病学调查结果显示：中国大约有 1.53 亿成年人患有高血压，但是仅有 24% 的人知晓自身高血压的情况，而接受充分降压药物治疗的比例尚不足 20%；接受治疗的高血压患者中血压达标率仅 32%，高血压显著增加脑血管疾病发病及死亡风险，给我国社会带来了沉重负担，与之对应的严峻的高血压防治形势也亟需国家卫生行政部门及医务人员给予充分重视。

四、关于缺血性卒中患者的血压管理，最新的指南有何推荐？

美国心脏学会 / 美国卒中学会（AHA/ASA）制订的《急性缺血性卒中早期管理指南》（2019 版）关于缺血性卒中患者血压管理的推荐意见如下：

1. 对于有静脉阿替普酶溶栓疗法适应证但血压升高的患者应谨慎降压，使

溶栓前收缩压 <185mmHg，舒张压 <110mmHg。

2. 溶栓疗法后的 24 小时内应将血压维持在 180/105mmHg 以下。Ⅰ级推荐，B-R 级证据。

3. 对计划实施机械取栓同时未给予溶栓疗法的患者，术前将其血压维持在 ≤185/110mmHg 是合理的。

4. 对于接受机械取栓的患者，在手术过程中和手术后 24 小时内将血压维持在 ≤180/105mmHg 是合理的。

5. 对于接受机械取栓成功再灌注的患者，将血压维持在 <180/105mmHg 的水平可能是合理的。

6. 急性缺血性卒中患者，如有其他合并症（如合并有急性冠状动脉供血不足、急性心力衰竭、主动脉夹层、溶栓后症状性颅内出血或者子痫前期 / 子痫），早期降压治疗是有指征的。

7. 对于血压≥220/120mmHg、未接受静脉阿替普酶溶栓疗法或机械取栓治疗且没有合并症需要紧急降压治疗的患者，在急性缺血性卒中发病后早期（48~72 小时内）启动或重新启动降压治疗的益处是不确定的。卒中发生后最初 24 小时内将血压降低 15% 可能是合理的。

8. 对于血压 <220/120mmHg、未接受静脉阿替普酶溶栓疗法或机械取栓治疗且没有合并症需要紧急降压治疗的患者，在急性缺血性卒中后最初的 48~72 小时内启动或重新启动降压治疗对于预防死亡或残障无效。

五、关于出血性卒中患者的血压管理，最新的指南有何推荐?

《中国脑出血诊治指南》（2019 版）关于出血性卒中患者血压管理的推荐意见如下：

1. 应综合管理脑出血患者的血压，分析血压升高的原因，再根据血压情况决定是否进行降压治疗。Ⅰ级推荐，C 级证据。

2. 对于收缩压为 150~220mmHg 的住院患者，在没有急性降压禁忌证的情况下，数小时内将收缩压降至 130~140mmHg 是安全的（Ⅱ级推荐，B 级证据），其改善患者神经功能的有效性尚待进一步验证（Ⅱ级推荐，B 级证据）；对于收

缩压 >220mmHg 的脑出血患者，在密切监测血压的情况下，持续静脉输注药物控制血压可能是合理的，收缩压目标值为 160mmHg。

3. 在降压治疗期间应严密观察血压水平的变化，避免血压波动，每隔 5~15 分钟进行 1 次血压监测。

4. 所有脑出血患者均应控制血压，脑出血发生后应立即给予控制血压的措施。

长期血压控制目标为 130/80mmHg 是合理的。

六、卒中急性期血压升高的原因有哪些?

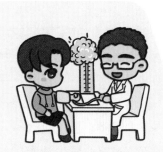

既往高血压病史，神经 - 内分泌系统激活，库欣综合征，尿、便潴留，疼痛，紧张，焦虑，颅内压升高等。

七、卒中急性期血压降低的原因有哪些?

冠心病、心力衰竭、心房颤动引起的心源性梗死或合并应激性溃疡出血等。

八、为什么说卒中后降血压可能有害?

急性缺血性卒中发生后，病变部位出现中央严重缺血区及其周围的缺血半暗带。中央区因严重缺血，能量很快耗尽，导致神经元及神经胶质细胞不可逆性坏死。半暗带内的细胞虽然功能异常且丧失了电活动，但因得到侧支血管的供应而能勉强存活。正常情况下大脑的血流量存在自身调节机制，急性卒中时这种自身调节机制可能受损，以致缺血区域的脑血流供应被动地依赖体循环血压。此时，血压升高才能促使侧支血管开放，从而改善缺血半暗带的血流灌注。

根据这一理论，任何程度的降压治疗都有可能损害急性缺血性卒中患者的脑组织灌注。

九、为什么说卒中后降压可能有利？

急性卒中患者接受降压治疗在理论上有可能获益。降低急性缺血性卒中患者的血压应能减轻进一步的血管损害和脑水肿，防止新鲜梗死区转化为出血性病变，预防早期卒中复发。降低急性出血性卒中患者的血压应能阻止血肿的流体静力学扩展，减轻血肿周围的水肿，预防早期脑内再出血。然而，大多数临床试验未能显示降压治疗的效益。

十、卒中合并高血压患者饮食的注意事项有哪些？

多吃含钾的食物，如香蕉、杏子、红枣、大豆类、鱼、瘦肉等。每天进食总量不宜过高，减少油脂摄入，油炸食物、动物脂肪和肝脏类食物都应当少吃；碳水类食物选择要粗细粮搭配。其他降脂降压的食物包括小米、荞麦、燕麦、山楂、海带、等。新鲜蔬菜水果应当每天进食。

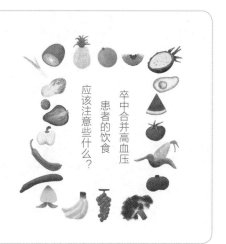

卒中合并高血压患者的饮食应该注意些什么？

十一、卒中高危人群应该如何进行血压管理？

卒中高危人群应当长期监测并规范管理血压；生活方式调整是血压管理的重要手段；单纯生活方式调整控制血压的观察期限不宜超过 3 个月。

十二、卒中高危人群为预防血压升高，应如何调整生活方式？

不吸烟，戒烟，限制酒精及食盐摄入量，摄入富含钾和叶酸的蔬菜及水果，规律进行体育锻炼，控制体重等。

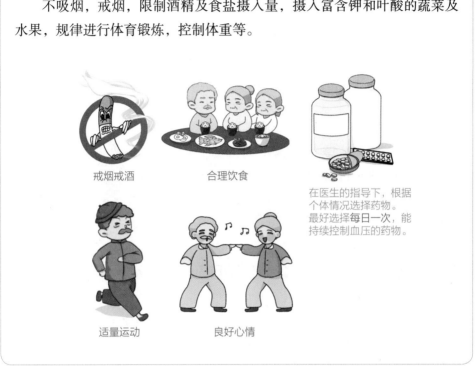

戒烟戒酒　　　　合理饮食

在医生的指导下，根据个体情况选择药物。最好选择**每日一次**，能持续控制血压的药物。

适量运动　　　　良好心情

十三、生活方式调整对血压控制无效应该怎么做？

对于生活方式调整后血压控制无效者，应当及时启动药物降压治疗。

十四、卒中一级预防推荐的标准降压目标是什么？

卒中一级预防中推荐 140/90mmHg 作为标准降压目标，在患者可耐受的前提下，可进一步将血压降至 120/80mmHg 的理想血压水平。

十五、卒中一级预防推荐的降压药物有哪些?

钙离子通道拮抗剂(如硝苯地平)、血管紧张素转换酶抑制剂(ACEI)(如依那普利)、血管紧张素Ⅱ受体拮抗剂(ARB)(如缬沙坦)、β受体阻滞剂(如美托洛尔)、利尿剂(如氢氯噻嗪)均能通过降低血压而发挥预防卒中复发的作用。

十六、卒中发病24小时内如何进行血压管理?

卒中发病24小时内应密切监测血压,尽量消除血压波动的相关诱因,减少血压波动;对自发性脑出血急性期收缩压超过160mmHg的患者,推荐使用静脉降压药物,快速控制收缩压(<160mmHg),同时严密观察血压的变化。

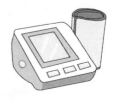

十七、蛛网膜下腔出血患者的血压控制要点是什么?

对于蛛网膜下腔出血患者,应当将血压控制在收缩压<160mmHg的水平,同时应当注意保持脑灌注压。

十八、准备行血管再通治疗的缺血性卒中患者血压控制的要点是什么?

对缺血性卒中,若预备进行血管再通治疗,推荐应用静脉注射药物(如乌拉地尔、尼卡地平等)将血压控制在180/100mmHg以下。若未进行血管再通治疗,而且血压不超过200/110mmHg,不推荐早期进行过度积极的药物降压,建议在卒中病情稳定后再启动降压药物治疗。

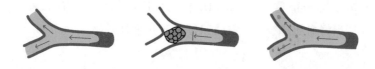

十九、卒中二级预防的原则是什么?

对卒中患者,建议长期持续性控制血压以降低卒中复发的风险;大多数情况下,推荐的降压目标为不高于 140/90mmHg,在患者耐受的情况下血压可降至 130/80mmHg 的理想血压水平。

二十、卒中患者降压治疗的注意事项有哪些?

降压治疗过程中应当避免降压过快,并注意减少血压波动;降压治疗的临床获益主要来自降压作用本身,需要从用药依从性、药物副作用和治疗费用等因素综合考虑。

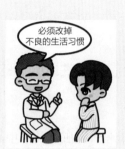

二十一、症状性颅内外大动脉严重狭窄患者的血压管理目标有哪些?

症状性颅内外大动脉严重狭窄病变的高血压患者,建议先进行重要脏器(脑、心和肾脏)血流灌注状态评估;其中不伴有明显脑灌注受损的患者,推荐收缩压降压目标为 130mmHg;而伴有明显脑灌注受损的患者,建议收缩压降压目标为 140mmHg。

二十二、患有糖尿病的卒中高危人群血压管理的目标有哪些？

患有糖尿病的卒中高危人群收缩压降压目标推荐为 140mmHg，在可耐受的前提下，可进一步降至 130mmHg。

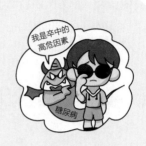

二十三、患有慢性肾脏病的卒中高危人群血压管理的目标有哪些？

患有慢性肾脏病的卒中高危人群，在可耐受的前提下，收缩压降压目标推荐为 <130mmHg。

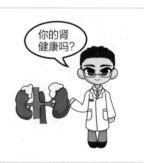

二十四、高龄老年人群血压特点及血压控制目标有哪些？

高龄老年人群（≥80 岁）由于动脉弹性减退，脉压增大，单纯收缩期高血压（收缩压≥160mmHg，舒张压 <90mmHg）多见，同时还有血压波动性大、失去正常的血压节律性变化等特点，而且高龄老年人群往往存在多个器官不同程度的损害，故其降压治疗存在一定特殊性。因此，在安全降压的前提下，建议高龄老年人降压目标为收缩压 <150mmHg，能够耐受则可以继续降到 <140mmHg。

二十五、卒中高血压人群的综合性血压管理有哪些？

在有条件的医院，推荐建立专业化的高血压门诊以早期检出高血压以及合理地管理血压，并建立卒中筛查及随访门诊，成立卒中小组，利用移动及远程通信工具，系统化管理卒中高危人群的可控危险因素（如高血压、糖尿病、高脂血症和颈动脉粥样硬化等），指导卒中高危人群形成健康的生活方式；推荐建立卒中临床研究数据库，以收集临床数据并进行数据分析，进行定期临床审核及质控反馈，实现临床研究向临床实践的应用转化。

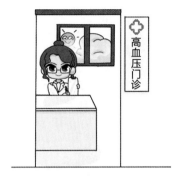

（杨蓉　胡琳雪）

2 第二篇

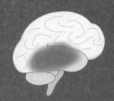 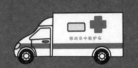

漫话神经系统感染性疾病

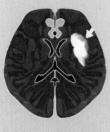

第一章 漫话单纯疱疹病毒性脑炎

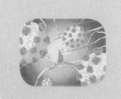

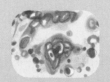

第一节 基础知识

一、什么是疱疹?

疱疹(herpes)是指人类疱疹病毒(human herpes virus,HHV)感染引起皮肤、黏膜改变为主的一类疾病。主要表现为局限性、高出皮面、内含液体的腔隙性损害,局部可有瘙痒、疼痛。

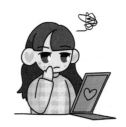

二、疱疹病毒的传播途径有哪些?

患者和健康带毒者是疱疹病毒的主要传染源,主要通过密切接触与性接触传播,亦可通过飞沫传播。

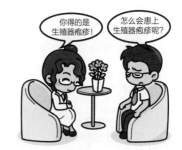

三、什么是单纯疱疹病毒性脑炎?

单纯疱疹病毒性脑炎(herpes simplex virus encephalitis,HSVE)是单纯疱疹病毒(herpes simplex virus,HSV)引起的中枢神经系统病毒感染性疾病,是散发性致命性脑炎最常见的病因。国外 HSVE 发病率为 4/10 万~8/10 万,患病率为 10/10 万,国内尚缺乏准确的流行病学资料。HSV 常累及大脑颞叶、额叶及边缘系统,引起脑组织出血性坏死和 / 或变态反应性脑损害。单纯疱疹病毒性脑炎又称为急性坏死性脑炎

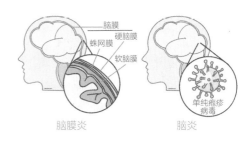

脑膜炎　　　　　脑炎

或出血性脑炎。

四、感染疱疹病毒就会引发疱疹性脑炎吗？

HSV 首先在口腔和呼吸道或生殖器引起原发感染，机体迅速产生特异性免疫力而康复，但不能彻底消除病毒，病毒以潜伏状态长期存在体内，而不引起临床症状。神经节中的神经细胞是病毒潜伏的主要场所，HSV-1 主要潜伏在三叉神经节，HSV-2 潜伏在骶神经节。当人体受到各种非特异性刺激使机体免疫力下降，潜伏的病毒再活化，经三叉神经轴突进入脑内，引起颅内感染。

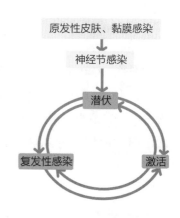

五、诊断单纯疱疹病毒性脑炎的辅助检查有哪些？

HSVE 的诊断主要依据病史、体格检查、脑脊液检查、病原学及血清学检测、影像学检查等进行综合判断，脑电图及腰椎穿刺检查为首选检查手段。

（一）病史及体格检查

1. 有口唇或生殖器疱疹史，或本次发病有皮肤、黏膜疱疹。

2. 起病急，病情重，有发热、咳嗽等上呼吸道感染的前驱症状。

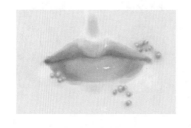

3. 明显精神行为异常、抽搐、意识障碍及早期出现的局灶性神经系统损害体征。

（二）脑脊液检查

HSVE 的脑脊液检查结果差异较大，表现为中等程度的淋巴细胞增多（10~200 个 / mm^3），可能出现红细胞升高、蛋白质中度升高（50~100mg/dl），葡萄糖正常。

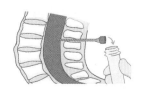

（三）病原学检查

病原学检查包括病毒分离、病毒特异性抗体及病毒抗原检测等。病原学检查是诊断病毒性脑炎的"金标准"，但耗时较长、过程复杂、花费较高，普及有一定难度。

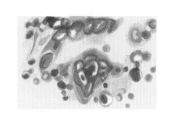

（四）病毒核酸检测

采用聚合酶链反应（polymerase chain reaction，PCR）检测脑脊液标本中的 HSV-1 和 HSV-2，具有高灵敏度（96%）和特异性（99%）。疾病早期病毒核酸检测可能为假阴性。

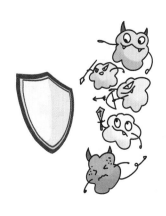

（五）脑电图

病情进展加重，早期脑电图可出现双颞区周期性高波幅尖波；病情进展加重，脑电图可出现广泛性平坦或暴发性抑制性脑电波，可协助临床诊断和评估预后。

（六）头颅影像学检查

CT 成像通常不足以评估脑炎，但常作为初始检查，可提示其他病因并快速评估是否有水肿和 / 或脑室移位，适用于可能需要干预或禁忌腰椎穿刺的患者。头部 MRI 是评估脑炎的首选，绝大多数 HSVE 病例呈阳性结果，尤其是在病程早期。典型的 MRI 表现包括：与近颞叶、眶额叶和岛叶皮质水肿区域相对应的

T_2 加权像上的不对称高信号病变；在 HSVE 早期
阶段的弥散加权成像上常见弥散限制，并且可能
是最早的神经影像学表现之一。

（七）血清学检测

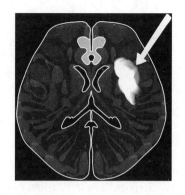

C 反 应 蛋 白（C-reactive protein，CRP）、S-100B
蛋白、基质金属蛋白酶 -9（matrix metalloproteinase-9，
MMP-9）、IgG（免疫球蛋白 G）表达等均有不同
程度的特异性改变。

第二节　疾病危害

一、单纯疱疹病毒性脑炎的潜伏期一般是多长时间?

原发感染的 HSVE 潜伏期为 2~26 天,平均为 6~8 天。

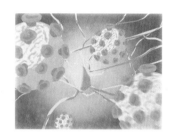

二、单纯疱疹病毒性脑炎好发于哪个年龄段?

任何年龄均可发病,主要见于成人。

三、单纯疱疹病毒性脑炎的前期症状有哪些?

HSVE 的前期症状主要有上呼吸道感染、发热、头痛、头晕、咽痛、肌痛、腹痛、腹泻、乏力、嗜睡等。

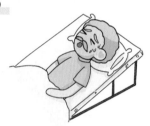

四、单纯疱疹病毒性脑炎患者出现高热、呕吐、昏迷是怎么回事?

多数 HSVE 患者起病不久就有发热,体温最高可达 40~41℃。重症患者颅内压增高,出现呕吐、昏迷。

五、单纯疱疹病毒性脑炎患者会出现眼盲、瘫痪吗?

HSVE 患者常出现弥散性或局灶性脑损害表现,包括偏盲、凝视障碍、瞳孔不等大、外展神经麻痹、肌张力增高、偏瘫、共济失调、神经反射改变、锥体束征、脑膜刺激征等。

六、单纯疱疹病毒性脑炎患者为什么会出现烦躁、情绪改变？

HSVE 患者 69%~85% 会出现精神症状，多为人格改变，反应迟钝，注意力涣散，言语减少、不连贯、答非所问，烦躁不安，易激惹，以及幻听、幻视、欣快和虚构、谵妄等，这些可能与颞叶和边缘系统受损有关，部分患者可因精神行为异常为首发或唯一症状而就诊于精神科。

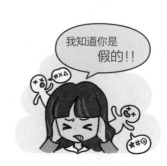

七、单纯疱疹病毒性脑炎能治愈吗？

HSVE 可以治愈。如发病前几日内及时给予足量的抗病毒药物治疗或病情较轻，多数患者可治愈。

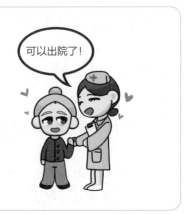

八、单纯疱疹病毒性脑炎会导致死亡吗？

会。重症 HSVE 患者可因广泛脑实质坏死和脑水肿引起颅内压增高甚至脑疝形成而死亡。

九、单纯疱疹病毒性脑炎患者出院后会复发吗?

HSVE 患者治愈后复发概率不高，但当身体抵抗力低下且再次有病毒感染，可导致复发。

十、单纯疱疹病毒性脑炎患者会留有后遗症吗?

约 10% 的 HSVE 患者可遗留不同程度的瘫痪、智力下降和行为障碍等后遗症。

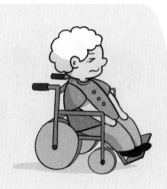

第三节 预防和治疗

一、如何预防单纯疱疹病毒性脑炎？

平时加强锻炼，提高机体抗病能力，预防感冒。出现口唇、生殖器、皮肤或黏膜等处疱疹时，应加以重视并及时治疗。

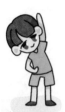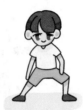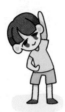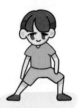

二、如何早期发现单纯疱疹病毒性脑炎？

出现口唇、生殖器、皮肤或黏膜等处疱疹时及时就诊，完善辅助检查，及时治疗。

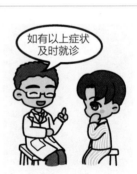

如有以上症状及时就诊

三、单纯疱疹病毒性脑炎患者的治疗方法有哪些？

目前针对单纯疱疹病毒性脑炎尚无特效治疗方法，常采用综合治疗，以抗病毒及对症支持治疗为主。轻症者给予抗病毒、保护脑细胞及降低颅内压等治疗；重症者给予激素及丙种球蛋白等治疗，辅助给予其他治疗以提高治疗效果。

（一）对症支持治疗

对于高热、发生惊厥、颅内高压者等可采取相应对症治疗措施。

（二）抗病毒治疗

阿昔洛韦疗效确定，也可以应用更昔洛韦或膦甲酸。

（三）激素的应用

临床前研究和动物实验表明，在单纯疱疹病毒性脑炎中使用皮质类固醇可能具有潜在的益处，但针对人类的临床证据很少。英国的脑炎相关指南建议不要在 HSVE 患者中常规使用皮质类固醇，对于轻中度单纯疱疹病毒性脑炎应慎用糖皮质激素，对于重症或伴有顽固性颅内高压患者早期以及短疗程应用激素可减少炎症等并发症的发生。

（四）人免疫球蛋白

人免疫球蛋白可提高激素和受体的结合能力，起协同作用。

（五）其他治疗

重症患者配合高压氧治疗，其他治疗包括营养脑神经、康复训练及中医中药治疗等，对改善预后也有很好的治疗作用。

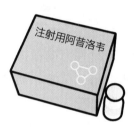
注射用阿昔洛韦

第四节 特殊情况

如何护理单纯疱疹病毒性脑炎重症患者?

1. 严密观察患者的神志、瞳孔、呼吸等生命体征的变化,结合其伴随症病迅速、准确判断并反馈给医生。

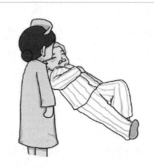

2. 注意脑保护,维护最佳意识状态。降温、防止癫痫发作、防躁动等。

3. 提高患者舒适感,预防其他系统感染。

4. 给予营养支持,防止水电解质紊乱。

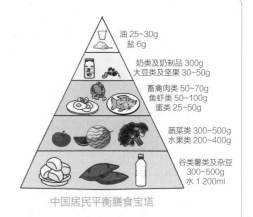

油 25~30g
盐 6g

奶类及奶制品 300g
大豆类及坚果 30~50g

畜禽肉类 50~70g
鱼虾类 50~100g
蛋类 25~50g

蔬菜类 300~500g
水果类 200~400g

谷类薯类及杂豆
300~500g
水 1 200ml

中国居民平衡膳食宝塔

5. 行为异常的护理　减少语言及护理行为的刺激。

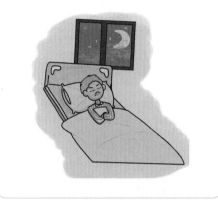

6. 配合医生进行药物治疗的护理。

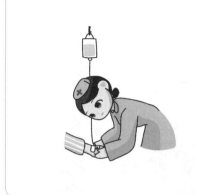

（曾玉萍）

第二章　漫话新型隐球菌性脑膜炎

免疫力

第一节　基础知识

一、什么是新型隐球菌性脑膜炎？

新型隐球菌性脑膜炎是中枢神经系统最常见的真菌感染。新型隐球菌为条件致病菌，中枢神经系统感染常伴发于全身性免疫缺陷性疾病，也是免疫抑制患者发病和死亡的主要原因。

二、新型隐球菌存在于自然界中的哪些地方？

新型隐球菌广泛分布于自然界，如水果、奶类、土壤、黄蜂巢、一些植物，以及鸽粪和其他鸟类的粪便中。

三、人类是怎样感染新型隐球菌的？

新型隐球菌为条件致病菌，当宿主的免疫力低下时致病。皮肤和黏膜是最初感染的部位，但常常经呼吸道进入体内。鸽子和其他鸟类可为中间宿主，鸽子饲养者新型隐球菌感染发生率要比一般人群高出几倍。

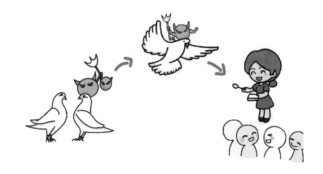

四、新型隐球菌性脑膜炎有哪些临床表现？

1. 该病起病隐匿，进展缓慢。

2. 早期可有不规则低热或间歇性头痛，后期头痛持续并进行性加重；免疫功能低下患者可呈急性发病，常以发热、头痛、恶心、呕吐为首发症状。

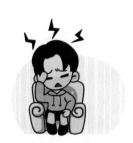

3. 可在皮肤、眼眶、鼻窦及胸部检查中发现全身性真菌感染的证据。

4. 神经系统体征早期主要以脑膜刺激征为主，后期大多数患者有颅内压增高的症状和体征。

五、诊断新型隐球菌性脑炎的辅助检查有哪些？

本病隐匿起病，如伴有慢性消耗性疾病或免疫缺陷性疾病病史，临床有脑膜炎的症状和体征，则高度怀疑本病。在脑脊液中发现新型隐球菌是确诊本病的关键。

（一）脑脊液检查

脑脊液压力常增高，轻度到中度淋巴细胞增多，为（10~500）× 10^6/L，蛋白质含量增高，糖含量减少，脑脊液涂片墨汁染色检出新型隐球菌可确诊。脑脊液隐球菌抗原检查较墨汁染色敏感，对疑似患者应同时检测脑脊液和血清。

（二）细菌培养

脑脊液、尿液、血、粪便、唾液和骨髓也可进行新型隐球菌培养，常需 2~4 天，最迟 10 天才出现新型隐球菌菌落。

（三）影像学检查

头颅 CT 和 MRI 可发现与新型隐球菌相关的颅内占位性病变、眶周或副鼻窦感染、脑积水等。多数患者的肺部 X 线检查可出现异常，可类似于结核性病灶、肺炎样改变或肺部占位样病灶。

第二节　疾病危害

一、新型隐球菌性脑膜炎会引起颅内高压吗?

在病程后期大多数患者会出现颅内压增高的症状和体征。如视神经乳头水肿及视神经萎缩,以及不同程度的意识障碍等。由于颅底部蛛网膜下腔渗出明显,常有蛛网膜粘连而引起多数脑神经受损的症状,累及听神经、面神经和动眼神经等;也可因脑室系统梗阻出现脑积水。

二、新型隐球菌性脑膜炎患者会出现精神症状吗?

新型隐球菌性脑膜炎有少数患者以精神症状为主,如烦躁不安、人格改变、记忆衰退、意识模糊等。

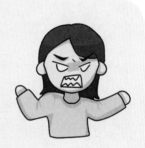

三、新型隐球菌性脑膜炎需要与哪种脑膜炎进行鉴别?

新型隐球菌性脑膜炎与结核性脑膜炎的临床表现和脑脊液常规检查的结果非常相似,因此临床上容易把该病误诊,故需要认真询问患者的既往病史,即是否有高危环境的接触史,但只有通过脑脊液病原学检查方可确诊。

四、新型隐球菌性脑膜炎患者的预后如何?

新型隐球菌性脑膜炎常呈进行性加重,预后差,死亡率高,未经治疗者常在数月内死亡,平均病程为 6 个月。

五、新型隐球菌性脑膜炎的常见并发症有哪些?

和其他中枢神经系统感染性疾病一样,该病到晚期常见并发症为肺部感染、泌尿系统感染和皮肤压力性损伤。

预防和治疗

一、新型隐球菌性脑膜炎可以预防吗？

新型隐球菌为条件致病菌，当宿主免疫力低下时才会致病。因此，本病的预防主要是增强机体免疫力，避免接触被新型隐球菌污染的环境。

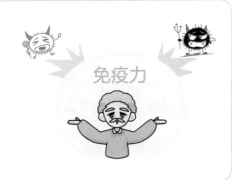

二、新型隐球菌性脑膜炎有特效药吗？

本病暂无特效药，主要以抗真菌治疗、对症治疗及全身支持治疗为主。

三、新型隐球菌性脑膜炎治疗的常用药物有哪些？

（一）两性霉素 B

两性霉素 B 是目前药效最强的抗真菌药物，但因其不良反应多且严重，建议与 5- 氟胞嘧啶联合使用，以减少其用量。该药不良反应较大，可引起高热、寒战、血栓性静脉炎、头痛、恶心、呕吐、血压降低、低钾血症、氮质血症等，偶可出现心律失常、癫痫发作、白细胞或血小板减少等。

（二）氟康唑

氟康唑为广谱抗真菌药，耐受性好，口服吸收良好，血及脑脊液中药物浓度高，对新型隐球菌性脑膜炎有特效。不良反应为恶心、腹痛、腹泻、胃肠胀气及皮疹等。

（三）5- 氟胞嘧啶

5- 氟胞嘧啶与两性霉素 B 合用可增强疗效，单独使用效果差，易产生耐药性，主要不良反应为骨髓抑制、恶心、厌食、皮疹和肝、肾功能损害。

四、新型隐球菌性脑膜炎治疗过程中的注意事项有哪些？

因新型隐球菌性脑膜炎病程长，病情重，机体慢性消耗大，同时使用抗真菌药物的患者胃肠道反应较为严重，因此需注意患者的营养支持，加强基础护理，同时积极防治并发症。

五、除针对病因的治疗外，新型隐球菌性脑膜炎还需哪些治疗？

对症治疗及全身支持治疗：颅内压增高者可用脱水剂，并注意防治脑疝；有脑积水者可行侧脑室分流减压术。注意水电解质平衡，做好营养管理和全面护理。

第四节　特殊情况

一、新型隐球菌性脑膜炎会复发吗？

该病预后不良，可在数年内病情反复缓解和复发。

二、新型隐球菌性脑膜炎会给患者留下后遗症吗？

该病大多数患者会残留神经系统后遗症，如肢体瘫痪、共济失调、不同程度的意识障碍和精神、行为改变等。

（秦莲花）

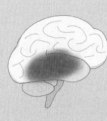

第三章

漫话结核性脑膜炎

第一节　基础知识

一、什么是结核性脑膜炎?

结核性脑膜炎(tuberculous meningitis,TBM)是一种由结核分枝杆菌引起的软脑膜和脊髓膜的慢性纤维素性渗出性炎症,临床上较为常见,是一种中枢神经系统疾病。

二、结核性脑膜炎是如何发病的?

1. 结核性脑膜炎是由结核分枝杆菌感染所致。大多数结核性脑膜炎先有肺结核或是其他部位结核(如淋巴、骨、肠、肾等器官的结核)。

2. 结核性脑膜炎的发病通常有两个过程　首先是结核分枝杆菌经血行播散后在脑膜和脑膜下腔种植,形成结节;其后结节破溃,大量结核分枝杆菌进入蛛网膜下腔引起。

三、结核性脑膜炎的易感人群有哪些?

任何年龄均可发病,但是儿童及青壮年较多,性别无差异。

四、结核性脑膜炎会传染吗?

人体的脑组织感染了结核分枝杆菌,不具有传染性,结核性脑膜炎(没有传播途径)没有通道将细菌排出体外。

五、诊断结核性脑膜炎需要做哪些辅助检查?

1. 约50%的患者皮肤结核菌素试验呈阳性。
2. 胸部X线和CT检查可见到活动性或是陈旧性结核分枝杆菌感染的证据。

3. 脑脊液压力高，80% 以上的病例脑脊液压力 >200mmH$_2$O，脑脊液外观呈黄色，静置后可有薄膜形成，形状不一，淋巴细胞显著增多，但一般不超过 500×10^6/L，蛋白中度升高，通常为 1~2g/L，但可高度提示结核性脑膜炎的诊断，抗酸杆菌染色可鉴定细菌，但阳性率较低。

4. 病毒分离和组织培养是诊断本病唯一可靠的方法。

第二节 疾病危害

一、结核性脑膜炎对大脑有哪些损害?

1. 结核性脑膜炎主要侵犯颅底软膜,其病变性质为慢性纤维性渗出性炎症。被侵犯的软膜增厚,并有灰白色渗出物,有时与附近脑神经形成粘连,致相应的脑神经麻痹,最常损伤的是动眼神经和展神经。

2. 该炎症也可影响血管,形成结核性血管内膜炎或全血管炎,致使管腔狭小,甚至形成脑梗死。

二、结核性脑膜炎患者的一般症状有哪些?

一般症状有低热、食欲不振、轻微头痛、恶心、精神萎靡及乏力等。

三、结核性脑膜炎患者的神经系统症状有哪些?

1. 脑膜刺激征　头痛、呕吐、颈项强直。
2. 脑神经病损　常见动眼神经和展神经损伤,面神经、视神经有时亦可受损。
3. 脑实质病损　可表现为癫痫发作、精神症状、意识障碍;也可因动脉炎而引起偏瘫、交叉瘫、截瘫及四肢瘫。
4. 颅内压增高　剧烈头痛、喷射性呕吐、眼底可有不同程度的视神经乳头水肿。
5. 脊髓损伤　多发生在疾病晚期,由脊膜粘连、肥厚、压迫或影响脊髓血管所致。患者可出现截瘫、四肢瘫及膀胱和直肠功能障碍。

四、结核性脑膜炎患者有生命危险吗?

结核性脑膜炎具有较高的死亡率、致残率,如果诊治不及时,极易引发严重不良后果。故应早期诊断，根据诊断结果及患者自身身体状况给予针对性治疗，尽可能降低死亡率。

五、结核性脑膜炎患者是否会留有后遗症?

1. 本病的预后取决于病情的轻重、治疗是否及时及彻底。如能早期诊断、尽快进行系统治疗则预后较好。

2. 治疗不彻底或是病程迁延　约 25% 的患者可遗有癫痫发作、蛛网膜粘连、脑积水、脑神经麻痹、智力障碍等并发症，严重者可死于脑疝。

第三节　预防和治疗

一、结核性脑膜炎的治疗方法有哪些？

（一）用药原则

应遵循早期用药、合理选药、联合用药、系统治疗的原则。

（二）抗结核药物治疗

目前认为异烟肼、利福平、吡嗪酰胺、链霉素和乙胺丁醇等是治疗结核性脑膜炎的有效药物。

（三）肾上腺皮质激素

肾上腺皮质激素有抗感染、减轻水肿、抑制组织纤维化、溶解渗出物和减少脑脊液分泌的作用。

（四）鞘内注射

对晚期病情顽固或是合并蛛网膜下腔粘连者，在全身药物治疗的基础上，可以辅以鞘内注射治疗。

（五）支持及对症治疗

注意加强营养，保证足够的热量摄入，改善全身状况，增强抵抗力；有颅内高压者应给予甘露醇、呋塞米等脱水药物治疗；对癫痫发作患者可给予抗癫痫治疗。

二、口服抗结核药需要服用多长时间？

一般主张在症状得到控制后仍需继续用药，疗程可视病情的严重程度而定，用药时间为 1 年至 1 年半，总疗程不得少于 12 个月，以避免复发、确保疗效。同时，在用药过程中应注意药物的不良反应，如肝功能损伤、耳蜗和前庭神经损伤、视力下降等。

三、口服抗结核药的用法和用药时间是什么?

抗结核治疗的一线药物的用法和用药时间见表 2-3-1。

表 2-3-1　抗结核治疗的一线药物的用法和用药时间

药物名称	成人日用量	每天用药次数	给药途径	用药持续时间
异烟肼	600~900mg	1 次	静脉滴注(病情控制后口服)	1~2 年
利福平	600mg	1 次	口服	6~12 个月
吡嗪酰胺	1500mg	3 次	口服	2~3 个月
乙胺丁醇	750mg	1 次	口服	2~3 个月
链霉素	750mg	1 次	肌内注射	3~6 个月

四、口服抗结核药有不良反应吗?

口服用药期间一定要注意药物的不良反应,如肝功能损伤、耳蜗和前庭神经损伤、视力下降等。

五、结核性脑膜炎治愈的标准是什么?

1. 临床症状、体征完全消失,无后遗症。
2. 脑脊液检查正常。
3. 疗程结束后随访 2 年无复发,再继续随访 4~5 年。

(汪莉)

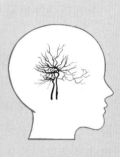

第四章

漫话人免疫缺陷病毒导致颅内感染的护理

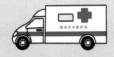

第一节 基础知识

一、什么是人类免疫缺陷病毒?

人类免疫缺陷病毒(human immunodeficiency virus,HIV)是一种引起获得性免疫缺陷综合征和相关疾病的 RNA 病毒。人体感染后会导致免疫缺陷,并发一系列机会性感染及肿瘤,严重者可导致死亡。

二、人类免疫缺陷病毒的由来是什么?

从首次发现 HIV 以来,科学家们一直在试图解开艾滋病起源之谜。虽然众说纷纭,其中不乏合理的猜测和有科学根据的推论,但还没有哪一种观点能够得到科学家们的公认。

三、人类免疫缺陷病毒是如何传播的?

HIV 是通过体液传播的,最主要的传播媒介有精液、血液、阴道液体。其传播途径有阴道性交;肛门性交;与感染者共用注射器;输用已感染的血液;使精液、血液或阴道液体进入口中、肛门或生殖道,以及接触到开放的伤口或溃疡的行为;携带 HIV 的妇女在孕期或分娩时会将 HIV 传给婴儿,HIV 还会通过乳汁传播。亲吻、握手或共享食物、衣物、厕所等不会传播 HIV。

四、感染人类免疫缺陷病毒的高危人群有哪些?

男性同性恋者、静脉药瘾者、性乱交者、血友病者、多次接受输血或血制品者、经常接触 HIV 感染者或其血液标本的人员、感染 HIV 母亲所生婴儿为感染 HIV 的高危人群。

五、什么是腰穿？

腰穿是腰椎穿刺术（lumbar puncture）的简称，是将腰椎穿刺针从腰椎弓板间隙中穿刺，穿破硬脊膜，进入蛛网膜下腔，抽取脑脊液进行化验以及释放脑脊液缓解颅内压力，减少脑脊液中炎症介质刺激的治疗方法，是神经科临床常用的检查方法之一，对神经系统疾病的诊断和治疗有重要价值。

六、人类免疫缺陷病毒为什么会导致颅内感染？

获得性免疫缺陷综合征（acquired immunodeficiency syndrome，AIDS）简称艾滋病，是由 HIV 感染引起，主要侵犯人体淋巴系统和神经系统。HIV 具有嗜神经性，可侵犯神经系统，包括脑、脊髓和周围神经细胞。70%~80% 的 AIDS 患者可伴神经系统病变。许多机会性感染可以累及脑，依据发病率由高到低依次为弓形虫感染、新型隐球菌性脑膜炎、结核性脑膜炎或结核瘤、乳头多瘤空泡病毒感染引起的进行性多灶性白质脑病、巨细胞病毒感染等。感染 HIV 后细胞免疫系统缺陷和中枢神经系统的直接感染是艾滋病神经系统损害的病因。

七、感染人类免疫缺陷病毒的患者都会发生颅内感染吗？

感染 HIV 的患者不一定会发生颅内感染，不过这类患者出现与 HIV 相关的神经系统疾病越来越常见，临床表现复杂多样，易误诊，应提高警惕，留意抗 -HIV 抗体的筛查。病毒一般不直接损害神经组织，而是由持续性的胞内感染、免疫介导的间接损伤、被感染单核细胞和巨噬细胞释放的细胞因子、兴奋性毒性氨基酸、胞内钙超载、自由基、脂质炎性介质（花生四烯酸和血小板活化因子）、HIV 基因产物如包膜糖蛋白（gp120）的间接细胞毒性等引起组织的炎症损害。

八、什么是颅内感染？

颅内感染是中枢神经系统较为严重的疾病之一，多由于细菌、病毒、寄生虫、支原体、衣原体、霉菌、立克次体等病原体随着血液循环，经过血脑屏障，侵入中枢神经系统即颅脑内，产生一系列症状，称为颅内感染。颅内感染包括脑炎、脑膜炎和脑脓肿。

九、如何判断是否发生了颅内感染?

详细询问病史，并进行全面的体格检查，如果怀疑发生了颅内感染，应进行腰椎穿刺留取脑脊液进行检查，明确脑脊液内是否有病原菌。这里应注意，因为脑脊液细菌培养假阴性较常见，故一次脑脊液检查结果如果是阴性，可多次留取脑脊液进行细菌培养。另外，结核性脑膜炎因在脑脊液内很难查到病原菌，这就要求医生对患者的病情进行全面了解，并根据自己的经验及脑脊液常规检查、生化检查、压力检查及头部 CT、MRI 检查结果进行综合评估来判断。

十、颅内感染会遗传吗?

不会遗传。从颅内感染的病因看，颅内感染为非遗传因素所致。

十一、颅内感染会影响患者的智力吗?

颅内感染有可能影响患者的智力。很多患者颅内感染控制后逐渐发生脑积水，而脑积水则可引起智力障碍;颅内感染还可以导致脑炎，患者多表现为脑实质损害症状，出现抽搐、失语、精神异常、智力障碍、肢体偏瘫，甚至昏迷。

第二节　疾病危害

一、人类免疫缺陷病毒是导致颅内感染患者高热的原因吗？

由于艾滋病患者有严重的细胞免疫功能缺陷，故最易发生各种条件致病菌感染，其典型症状就是发热。条件致病菌感染伴随艾滋病始终，以混合感染为多，且难以控制，成为 90% 患者死亡的原因；持续高热不退，很可能是病变侵犯了下丘脑，体温调节中枢失去调节功能所致。

二、人类免疫缺陷病毒是导致颅内感染患者头痛、头晕的原因吗？

头痛是伤害性刺激（致病因素）作用于机体产生的主观感受，疼痛部位位于头部。10%~17% 的艾滋病患者会出现神经综合征，HIV 感染中枢神经系统可引起无菌性脑膜炎、亚急性脑炎和空泡性脊髓病等，而这些神经系统疾病很可能就是头痛、头晕的元凶。

三、人类免疫缺陷病毒是导致颅内感染患者体重减轻的原因吗？

艾滋病患者由于腹泻、食欲减退以及吸收功能降低等原因造成体重减轻。但是，不能仅仅因为某个人瘦了或病了，就说明他感染了 HIV 或得了 AIDS。

四、人类免疫缺陷病毒是导致颅内感染患者肢体无力、走路不稳的原因吗？

10% 的艾滋病患者由 HIV 感染引起各种各样的周围神经病变，其中一型为慢性炎性脱髓鞘性多发性神经病，表现为肢体无力，特别是下肢远端知觉丧失且无反射。

五、人类免疫缺陷病毒是导致颅内感染患者肢体感觉障碍及萎缩的原因吗?

HIV 感染引起的周围神经病,其中一型是远端对称性、多发性周围神经病变,患者会出现感觉障碍,特别是痛觉迟钝。痛觉减弱从下肢远端开始,继之表现为痛、热等感觉障碍,位置觉障碍,出现共济失调步态,常有肌肉萎缩,下肢肌肉伸展反射障碍或消失。

六、人类免疫缺陷病毒是导致颅内感染患者出现皮疹的原因吗?

30%~50% 的 HIV 原发性感染者伴有皮疹和黏膜疹,可出现脱屑和玫瑰糠疹样皮炎,偶有出血或坏死,掌跖受累与梅毒疹相似。发疹原因可能是机体对 HIV 感染的一种反应。

七、人类免疫缺陷病毒是导致颅内感染患者记忆力减退的原因吗?

记忆力减退的患者很可能发生了亚急性脑炎,该病是艾滋病患者进行性痴呆的主要原因,其基本病理改变是脑萎缩。典型患者起病隐匿,逐渐加重,时间一般超过 1 个月以上。早期表现为个性改变、记忆力减退、思维缓慢及反应迟钝、乏力、性欲消失;有的患者表现为严重抑郁、忧虑,活动、社交减少,个别患者可有类似妄想的精神症状;有的患者在病程早期就出现痴呆,其特点是进展缓慢、记忆力轻度下降。

八、人类免疫缺陷病毒是导致颅内感染患者情感障碍的原因吗?

HIV 引起的急性可逆性脑病,表现为意识模糊、记忆力减退和情感障碍。

九、人类免疫缺陷病毒是导致颅内感染患者四肢疼痛的原因吗?

HIV 可侵犯大脑、脊髓和周围神经而引起相应的表现。侵犯周围神经时可以出现相应肢体的疼痛、麻木或肌肉萎缩。

十、人类免疫缺陷病毒是导致颅内感染患者抽搐的原因吗?

颅内感染患者出现慢性反复发作性短暂脑功能失调综合征,以脑神经元异常放电引起反复癫痫发作为特征,这也是发作性意识丧失的常见原因。

第三节 预防和治疗

一、如何预防人类免疫缺陷病毒感染？

提高全民卫生常识有益于预防和控制 HIV 传播。预防措施如下：

1. 对献血、献器官、献精液者必须做 HIV 抗体检测。

2. 禁止共用注射器、注射针、牙刷和剃须刀等。穿刺针必须进行消毒灭菌，以防 HIV 经血液传播。

3. 提倡安全性生活。

4. HIV 抗体阳性的妇女，应避免怀孕或避免用母乳喂养婴儿。

二、人类免疫缺陷病毒导致颅内感染能治愈吗？

目前对病毒感染性疾病尚无特效治疗药，对艾滋病也暂无有效的治疗办法。HIV 病毒核与宿主染色体 DNA 整合，利用宿主细胞进行复制，给药物治疗带来了困难。不过，HIV 感染的早期治疗也很重要，通过治疗可减缓免疫功能的衰退。

三、人类免疫缺陷病毒导致颅内感染患者高热的治疗有哪些？

主要采用物理降温的方式，如使用冰袋、冰帽、冰毯进行降温等，有条件时可行人工冬眠，必要时采取药物治疗。

四、人类免疫缺陷病毒导致颅内感染患者情感障碍的护理有哪些？

帮助患者端正对待疾病的态度，建立健康的心理，从而稳定患者的情绪及行为。告知患者疾病的相关知识，使其正确认识疾病发作的原因、诱因，向患者耐心解释病情、治疗与预后的关系，鼓励患者要勇于表达自己的感受，多与家属及医护人员进行沟通。给予患者情感支持，消除患者孤单、焦虑或恐惧心理，使患者减轻或消除自卑感和悲观、抑郁、急躁情绪，树立战胜疾病的信心，正确地对待疾病，防止精神刺激和大喜大悲，保持平静乐观的心境，积极配合治疗。

五、人类免疫缺陷病毒导致颅内感染患者出院后的注意事项有哪些？

1. 注意锻炼身体，加强营养，以增强机体抵抗力。
2. 出现高热不退、抽搐等症状时，应及时就医，以尽量减少后遗症。
3. 指导患者及家属掌握消毒隔离知识，培养良好的卫生习惯。
4. 指导患者完成康复训练。

第四节 特殊情况

一、什么是脑脊液?

脑脊液是主要存在于脑室及蛛网膜下腔内的无色透明液体,由侧脑室脉络丛分泌,经室间孔进入第三脑室、中脑导水管和第四脑室,最后经第四脑室中间孔和两个侧孔流到脑和脊髓表面的蛛网膜下腔和脑池。

二、人类免疫缺陷病毒导致颅内感染会传染吗?

一般颅内感染不会传染。但是,如果感染的原因是传染性的,比如带状疱疹病毒或 HIV 感染等,接触患者仍需要做好隔离及防护,防止交叉感染。

三、人类免疫缺陷病毒导致颅内感染的育龄女性患者可以怀孕吗?

一般情况是可以怀孕的。

四、人类免疫缺陷病毒导致颅内感染患者记忆力减退是持续性的吗?

记忆力减退不是持续的,主要是皮质下痴呆,隐匿进展,见于约 20% 的患者。CT 或 MRI 可见皮质萎缩、脑室扩张和白质改变等。

五、人类免疫缺陷病毒导致颅内感染患者外出的注意事项有哪些?

1. 少去人多的地方。
2. 避免感冒,注意保暖。
3. 做好消毒隔离措施。
4. 避免伤口和血液暴露。

(李晓娟　黎恩知)

第五章

漫话急性脊髓炎

第一节 基础知识

一、什么是急性脊髓炎?

急性脊髓炎是脊髓脱髓鞘或坏死所致的急性横贯性损害。

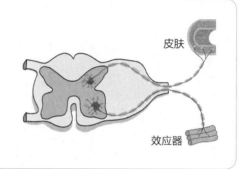

皮肤

效应器

二、急性脊髓炎的病因是什么?

目前病因尚不清楚,出现脊髓炎症状前 1~4 周有感冒、发热、腹泻等病毒感染情况出现。本病可能是病毒感染后诱发的免疫反应所致,病毒感染并非直接病因。

三、急性脊髓炎临床表现的一般特点有哪些?

1. 可发生于任何年龄,以青壮年常见。
2. 起病比较急,刚开始表现为双腿麻木无力、病变部位有束带感,进而发展为脊髓完全性横贯性损害。
3. 典型表现 活动无力、感觉丧失、大小便困难。

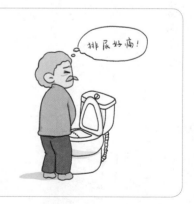

排尿好痛!

四、急性脊髓炎对身体的运动功能有哪些影响？

急性脊髓炎主要会导致肢体无力，不能活动。

五、急性脊髓炎对身体的感觉功能有何影响？

急性脊髓炎患者病变部位以下会出现感觉丧失，有被束缚的感觉。

第二节 疾病危害

一、急性脊髓炎常用治疗药物有哪些副作用？

急性脊髓炎急性期治疗以糖皮质激素为主，长期大剂量全身给药常导致物质代谢和水盐代谢紊乱，出现满月脸、水牛肩、向心性肥胖、低钾血症、痤疮、骨质疏松、高血压、糖尿病、消化性溃疡、感染、肾上腺皮质萎缩等副作用；较长时间局部给药，可出现毛细血管扩张、皮肤萎缩、继发感染，如果在面部用药易导致激素依赖性皮炎。

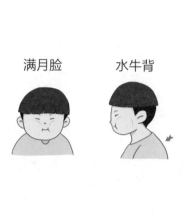

满月脸　　水牛背

二、急性脊髓炎长期卧床患者皮肤护理要点有哪些？

保持皮肤清洁，按时翻身、拍背、吸痰，易受压部位加用气垫或软垫以防发生皮肤压力性损伤。皮肤破损处应及时换药，并应用皮肤压力性损伤贴膜保护。

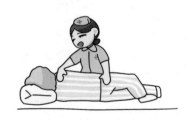

第三节 预防和治疗

一、急性脊髓炎患者住院期间的休息与活动有哪些？

急性期患者应卧床休息，使瘫痪肢体保持功能位，防止肢体和关节痉挛。帮助患者进行局部肢体的按摩，以促进肌力恢复。肌力开始恢复后，鼓励患者进行日常活动动作训练，尽量利用残存肢体功能进行代偿，独立完成各种生活活动。

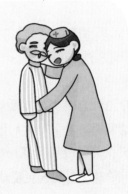

二、急性脊髓炎患者住院期间营养与饮食的注意事项有哪些？

1. 宜进食高蛋白食物。

2. 宜进食高维生素食物。

3. 宜进食高热量食物。多吃瘦肉，豆制品，新鲜蔬菜、水果，含纤维素多的食物，供给足够的热量和水分，以刺激肠蠕动。

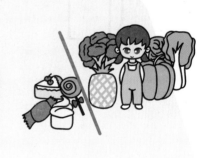

159

三、急性脊髓炎患者留置导尿期间的注意事项有哪些？

急性脊髓炎存在排尿障碍的患者应保留无菌导尿管，每 4~6 小时放开引流管 1 次。当膀胱功能恢复、膀胱残余尿量少于 100ml 时不再导尿，以防止膀胱痉挛、膀胱体积缩小。

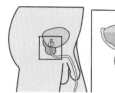

四、皮质类固醇、静脉注射用人免疫球蛋白治疗急性脊髓炎的作用机制及使用方法有哪些？

治疗急性脊髓炎的皮质类固醇主要是糖皮质激素，可减轻脊髓水肿，从而控制病情发展。常采用大剂量甲泼尼龙，500~1 000mg 静脉滴注，一天一次，连用 3~5 天；以后改用泼尼松口服，初始剂量为每天 40~60mg，以后逐渐减量直至停用。静脉注射用人免疫球蛋白有助于神经功能的恢复，具体用量见医嘱。

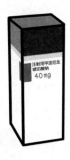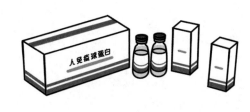

第四节 特殊情况

一、出院后患者口服用药的注意事项有哪些?

出院前患者应了解药物服用的注意事项,遵医嘱按时服药,定期进行复查。要注意避免进食对药物有影响的食物,饮食宜清淡,尤其是服药期间要戒烟戒酒,这样更有利于药效的发挥。

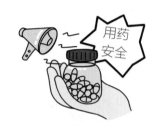

二、出院后患者营养与饮食的注意事项有哪些?

出院后,患者需多进食富含维生素 A、胡萝卜素及维生素 B_2 的食物;同时,选用含磷脂高的食物,如蛋黄、鱼、虾、核桃、花生等;还可选用保护眼睛的食物,如鸡蛋、动物的肝和肾、胡萝卜、菠菜、小米、大白菜、番茄、黄花菜、空心菜、枸杞等。饮食上要注意低糖、低盐、低动物脂肪。

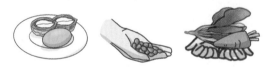

三、出院后患者休息与活动的注意事项有哪些?

出院后鼓励患者进行日常活动动作训练,尽量利用肢体残存功能进行代偿,独立完成各种生活活动和力所能及的家务。

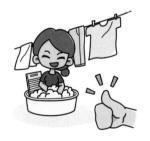

（李银萍　胡琳雪）

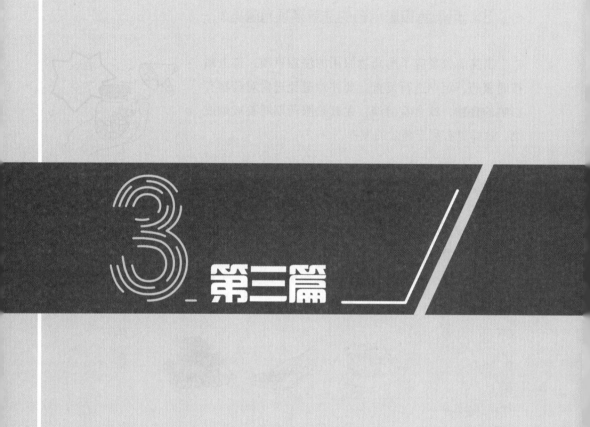

3. 第三篇

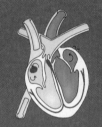 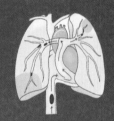

漫话脱髓鞘疾病

第一章

漫话多发性硬化

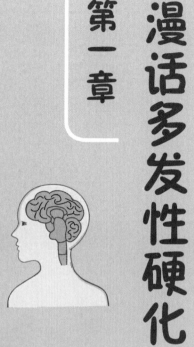

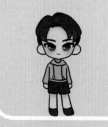

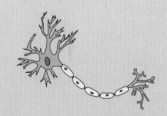

第一节　基础知识

一、什么是多发性硬化?

多发性硬化是最常见的中枢神经系统免疫性疾病,是一种脱髓鞘性神经病变,患者脑或脊髓中的神经细胞表面的绝缘物质(即髓鞘)受到破坏,神经系统的信号传导受损,导致一系列症状,影响患者的活动、心智,甚至精神状态。

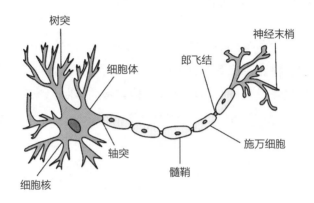

树突　细胞体　郎飞结　神经末梢　施万细胞　髓鞘　轴突　细胞核

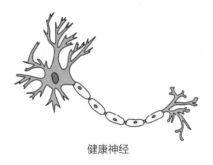

健康神经

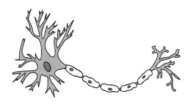

受多发性硬化影响的神经

二、多发性硬化的病因有哪些?

1. 多发性硬化病因不明,一般认为是由于遗传和环境作用导致。多发性硬化不属于遗传疾病,某些遗传变异可能增加罹患该病的风险,同患者血缘亲近者患病风险较高。

2. 科学家提出某些环境因素、病原微生物和生活方式等同多发性硬化有关,但是目前没有足够的证据支撑。例如日晒、病毒感染、维生素 D 摄入不足、吸烟和肥胖等。

三、多发性硬化可以通过辅助检查来确诊吗?

1. 多发性硬化的早期,症状同其他疾病类似,诊断较为困难。

2. 患者多次有特异性较高的事件发生,可以直接通过临床证据进行诊断。

3. 若患者仅发作一次则必须经过其他检查辅助诊断,最常见的检查有神经影像学检查、脑 - 脊髓液分析,以及诱发电位测试。

4. 有时多发性硬化患者必须通过遗体解剖和病灶组织活检才能发现。直至今日,尚无单一检验(包括组织活检)可以确诊多发性硬化。

四、多发性硬化患者的临床表现有哪些?

多发性硬化会对大脑和脊柱的不同部位造成神经损伤,较常见的临床表现依次为感觉障碍、肢体运动障碍、疲劳和平衡障碍,其他症状还包括视力下降、头晕、复视、疼痛、认知障碍、共济失调、膀胱或直肠功能障碍等。

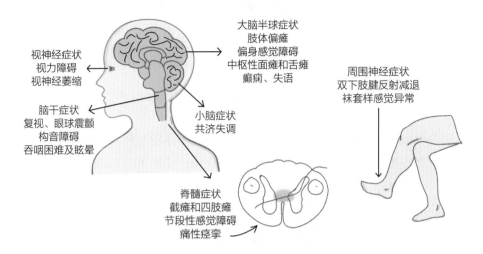

视神经症状
视力障碍
视神经萎缩

大脑半球症状
肢体偏瘫
偏身感觉障碍
中枢性面瘫和舌瘫
癫痫、失语

周围神经症状
双下肢腱反射减退
袜套样感觉异常

脑干症状
复视、眼球震颤
构音障碍
吞咽困难及眩晕

小脑症状
共济失调

脊髓症状
截瘫和四肢瘫
节段性感觉障碍
痛性痉挛

多发性硬化神经系统症状和体征

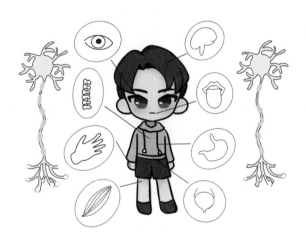

第二节 疾病危害

一、多发性硬化患者能活多久？

多发性硬化的病程取决于疾病的亚型、个人的性别与年龄、最初的症状和患者失能的程度，发病后的平均预期寿命为 30 年，接近 40% 的患者能活到七十几岁。

二、如何判断多发性硬化是否复发？

当发现多发性硬化原有的症状再次出现、加重或有了新的症状都是疾病复发的信号。

三、多发性硬化发展到晚期会不会导致残疾？

根据患者所患疾病的亚型不同，患者可能出现的后果也不同，症状较严重的患者可能会出现运动障碍、大小便失禁等。

四、多发性硬化患者可以工作吗？

被诊断为多发性硬化并不意味着要放弃自己的工作，但由于病情无法预测，没有人能确切知道哪些症状会以哪种强度出现，以及在疾病过程的哪个阶段出现，因此要现实地承认，多发性硬化患者的疲劳和轻微认知障碍等症状会有时出现，并影响就业。数据显示多发性硬化患者 25% 丧失工作能力，由于部分患者会出现疲劳症状，因此对于多发性硬化患者而言在症状不影响工作时可以工作，但是应避免过度疲劳。

第三节　预防和治疗

一、多发性硬化能治愈吗？

多发性硬化目前尚无治愈的方式，国内外相关指南及共识推荐的缓解期标准治疗药物可以有效降低复发率、延缓症状的进展，主要包括糖皮质激素、免疫抑制剂、静脉用免疫球蛋白、干扰素和醋酸格拉默、雷公藤等药物，这些药物主要用于抑制细胞免疫和体液免疫，减少多发性硬化的复发率，缓解疾病的进展。

二、多发性硬化药物治疗的不良反应有哪些？

多发性硬化治疗药物的不良反应见表 3-1-1。

表 3-1-1　多发性硬化治疗药物的不良反应

药物名称	药物不良反应
糖皮质激素	兴奋失眠、头痛、血压升高、眼胀、视物模糊、汗多、非感染性腹泻；上呼吸道感染、肺炎、带状疱疹；高血糖、低血钾；血钠升高；消化道溃疡及出血；心律失常与血压急剧升高；骨质疏松
干扰素	多数不良反应比较轻微，严重的或患者不能耐受的不良反应少见。首先，最常见的不良反应是流感样症状；其次，常出现的不良反应是注射部位皮肤疼痛和瘙痒
免疫球蛋白	不良反应较轻，发生率不足 10%。常见的不良反应有头痛、畏寒、心悸及胸部不适等，多发生在治疗后 1h，减慢滴速可使症状消失
免疫抑制剂	可能出现骨髓抑制，肝、肾功能损害，胃肠道反应等

三、如何预防多发性硬化复发？

多发性硬化是自身免疫性疾病，常在一定的诱因下发病和复发。感冒、发热、分娩以及疲劳是发病和复发最常见的诱因。此外，情绪激动、药物过敏、寒冷、手术等也可引起发病和复发，擅自停药、月经前以及腹痛、腹泻等可引起复发。

四、多发性硬化会影响女性患者生育吗？

多发性硬化的多发年龄为 20~40 岁，但并不会让怀孕变得更为艰难。患者在怀孕期间出现复发的可能性较低。但在生产之后，如果患者没有采取改善病情的疗法，该病很有可能会复发。研究表明妊娠是多发性硬化的自然疾病调节剂，与孕晚期的复发率降低 70% 有关。在孕期最后 3 个月中，这种复发率会降低，大致等于最有效的疾病缓解疗法。然而与怀孕期间的保护作用相反，产后的复发风险增加，并且目前关于母乳喂养相关证据不足。从长期来看，怀孕本身不会让疾病情况变得更差。如果已怀孕，需要遵医嘱选择是否继续服用药物。

五、多发性硬化患者在日常生活中需要注意哪些事项？

（一）劳逸结合

对患者来说，运动是一种有益的康复策略，可以控制症状、恢复功能、优化生活质量、促进健康，并促进人们参与日常生活活动。多发性硬化患者不应进行强度过大的运动方式。在疾病的不同阶段以及神经功能受损的不同程度，患者所需要的运动方式也不同，总的来说保持规律的运动对于多发性硬化患者至关重要。避免疲劳和体能过度消耗；注意保暖，避免感冒和受凉；保持充足的睡眠，规律生活；戒烟；勿擅自停药、减药；注射疫苗与服药过敏亦可诱发疾病，因此在服用药物和疫苗注射时应遵循医生的意见。

（二）平衡膳食，戒烟戒酒

对多发性硬化患者来说，做到平衡膳食对维持良好的身体状况很重要。患者应该保证平衡饮食，加强膳食纤维的摄入。有证据表明不饱和脂肪酸可能具有预防多发性硬化复发的作用。研究表明吸烟可能是多发性硬化患者患病的独立危险因素，因此患者需要戒烟。患者是否能够饮酒应根据疾病的严重程度决定。

（梁燕 吴晓妍）

第二章

漫话视神经脊髓炎谱系疾病

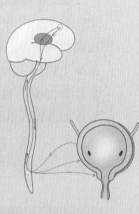

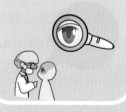

第一节 基础知识

一、什么是视神经脊髓炎？

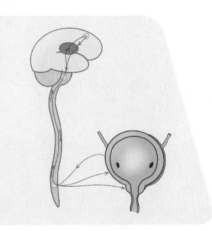

视神经脊髓炎（optical neuromyelitis）是一种免疫介导的中枢神经系统炎性脱髓鞘疾病，主要累及视神经和脊髓，临床上以严重的视神经炎和长节段横贯性脊髓炎为特征性表现，具有高复发率和高致残率的特点。

二、视神经脊髓炎的关键致病因素是什么？

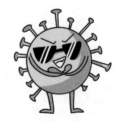

视神经脊髓炎的病因主要与水通道蛋白4抗体（AQP4-IgG）相关，是不同于多发性硬化（multiple sclerosis，MS）的独立疾病实体。

三、视神经脊髓炎复发期/急性期和缓解期是如何定义的？

（一）视神经脊髓炎复发期/急性期

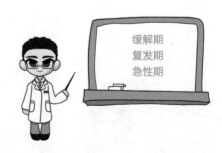

缓解期
复发期
急性期

疾病最初症状缓解后再次出现（新发/加重）症状的这一现象，称为复发。复发持续的时间称为复发期，或称急性期。症状持续>24小时，从几天到几个月不等。

（二）视神经脊髓炎缓解期

　　缓解期指疾病复发时出现的症状再次缓解的这段时间。这个时间段内通常没有（新发/加重）症状。在缓解期内，疾病症状可能会有一定程度的好转。

四、视神经脊髓炎的核心症状有哪些？

（一）视神经炎

　　单眼、双眼同时或相继发病；急性起病，视力显著下降，甚至失明，多伴有眼痛，可发生严重视野缺损，部分治疗不佳者残余视力 <0.1。

（二）急性脊髓炎

　　急性期表现为严重的截瘫或四肢瘫，排尿排便障碍，脊髓损害平面常伴有根性疼痛或莱尔米特征（Lhermitte sign）。

　　高颈髓病变可累及呼吸肌出现呼吸衰竭；恢复期可出现阵发性、痛性或非痛性痉挛、瘙痒、顽固性疼痛等症状。

（三）延髓最后区综合征

　　顽固性呃逆、恶心、呕吐。

（四）急性脑干综合征

　　头晕、视物双影、共济失调等。

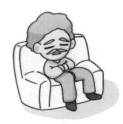

（五）急性间脑综合征

　　发作性嗜睡，下丘脑 - 垂体轴紊乱所致内分泌疾病，部分患者无明显临床表现。

（六）大脑综合征

　　意识水平下降、认知和语言功能减退、头痛等。

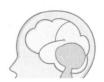

五、诊断视神经脊髓炎需要做什么检查？

（一）影像学检查

　　MRI 是视神经脊髓炎非常重要的检查方法。MRI 可提供病灶相关多种信息：病灶的数量、病灶的大小、病灶的位置、病灶的形态、是否有新发病灶。

（二）实验室检查

1. 脑脊液（cerebrospinal fluid，CSF） 多数患者急性期 CSF 细胞 $>10\times10^6$/L，约 1/3 患者急性期 CSF 白细胞 $>50\times10^6$/L，但很少超过 500×10^6/L。部分患者 CSF 中性粒细胞增高，甚至可见嗜酸性粒细胞；CSF 寡克隆区带（OB）阳性率 <20%，CSF 蛋白多明显增高，可大于 1g/L。

2. 血清及 CSF AQP4-IgG 是视神经脊髓炎特有的生物免疫标志物，具有高度特异性。

3. 血清其他自身免疫性检测 约近 50% 视神经脊髓炎患者合并其他自身免疫抗体阳性，如血清抗核抗体（ANAs）、抗 SSA 抗体、抗 SSB 抗体、抗甲状腺抗体等。

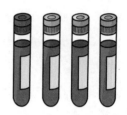

（三）视功能相关检查

1. 视敏度 视力下降，部分患者残留视力 <0.1，严重者仅存在光感甚至全盲。

2. 视野 可表现为单眼或双眼受累，表现为各种形式的视野缺损。

3. 视觉诱发电位 多表现为 P_{100} 波幅降低及潜伏期延长，严重者引不出反应。

4. 光学相干断层成像（OCT）检查 多出现较明显的视网膜神经纤维层变薄且不易恢复。

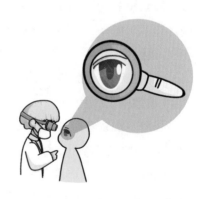

第二节 疾病危害

一、使用免疫抑制剂需要警惕哪些不良反应?

（一）肝功能损害

　　常见的药物有硫唑嘌呤、吗替麦考酚酯、甲氨蝶呤。

（二）白细胞降低

　　常见的药物有硫唑嘌呤、吗替麦考酚酯、甲氨蝶呤、利妥昔单抗。

（三）恶心、呕吐

　　常见的药物有硫唑嘌呤、吗替麦考酚酯、甲氨蝶呤、利妥昔单抗、环磷酰胺。

（四）心脏毒性

　　常见的药物有米托蒽醌。

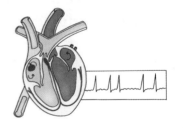

（五）过敏

　　常见的药物有利妥昔单抗。

（六）胚胎毒性

　　常见的药物有环磷酰胺、吗替麦考酚酯、甲氨蝶呤、利妥昔单抗。

二、女性视神经脊髓炎患者妊娠前期、妊娠期、哺乳期有哪些药物不能使用?

(一)环磷酰胺

具有致畸性和性腺毒性,不推荐孕期和哺乳期使用,除非具有生命危险或器官衰竭需要使用。

(二)吗替麦考酚酯

孕期禁用,计划怀孕前至少6周应停用,不建议哺乳期使用。

(三)甲氨蝶呤

妊娠期应避免使用,受孕前3个月应停用,使用低剂量甲氨蝶呤期间意外怀孕应立即停用并补充叶酸,须评估胎儿风险,不推荐哺乳期使用。

(四)利妥昔单抗

因本药关于胎儿安全性的文献不足,可能存在新生儿B淋巴细胞减少的风险,妊娠前期(至少6个月)、妊娠期及哺乳期不推荐使用。

三、视神经脊髓炎患者使用激素后出现消化道症状该怎么办?

密切观察有无上消化道出血,观察大便颜色及性状,询问患者有无腹部不适等症状,定期检查大便是否有隐血。由于使用激素会导致患者胃黏膜损伤,因此治疗过程中应给予保护胃黏膜的药物,如果患者突发胃部不适或呕吐、排泄物异常,应及时处理。

四、视神经脊髓炎反复发作怎么办?

视神经脊髓炎患者60%在1年内复发,90%在3年内复发,并最终导致残疾;5年内50%的患者需要坐轮椅,62%的患者失明。为了减缓疾病复发,应严格做好以下几个方面:

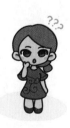

1. 坚持服药,提高用药的依从性。

2. 避免诱发因素,如感冒、感染、外伤、过劳和精神紧张。

3. 加强肢体功能锻炼以保持活动能力。

4. 以心理康复为指导,以功能康复为核心。

5. 在疾病允许的情况下,患者应积极参与家庭及社会活动,增强患者的信心。

第三节 治疗和预防

一、治疗视神经脊髓炎的两个关键点是什么？

（一）尽早进行治疗

　　进行早期、合理的治疗。

（二）使用免疫抑制剂治疗

　　缓解期可控制疾病的进展，预防疾病复发。

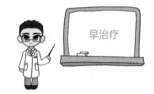

二、视神经脊髓炎的治疗目标是什么？

（一）急性期治疗目标

　　减轻急性期症状、缩短病程、改善残疾程度、预防并发症。

（二）缓解期治疗目标

　　预防复发，减少神经功能障碍。

治疗目标

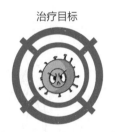

三、视神经脊髓炎如何治"标"？

　　急性期治疗：减轻症状——治"标"。

　　1. 大剂量激素冲击治疗。

　　2. 血浆置换。

　　3. 静脉滴注免疫球蛋白。

四、视神经脊髓炎如何治"本"？

　　缓解期治疗：减少复发——治"本"。

　　1. 传统免疫抑制剂　环磷酰胺、利妥昔单抗、米托蒽醌、硫唑嘌呤、甲氨蝶呤等。

2. 新型抗体类免疫抑制剂　萨法丽珠单抗。

五、视神经脊髓炎急性期如何进行治疗？

（一）糖皮质激素（首选）

1. 原则　大剂量冲击治疗，缓慢阶梯减量，小剂量长期维持。

2. 推荐用法　急性期首选大剂量甲泼尼龙冲击。推荐用法：每天 1 000mg，静脉连续使用 5 天改为口服，每 2 周减量 10mg，至每天 10mg 维持，维持时间根据患者对激素依赖不同，持续时间不一样。

（二）血浆置换

1. 原则　激素冲击无效或者缓解不完全者，尽快予以血浆置换。

2. 推荐用法　5~7 个循环，每次用血浆 1~2L。

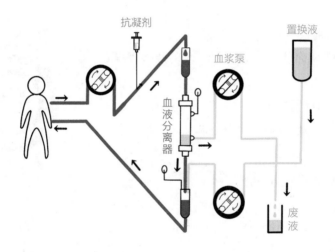

（三）静脉滴注大剂量免疫球蛋白

1. 原则　激素冲击、血浆置换无效时，可考虑使用大剂量免疫球蛋白。

2. 推荐用法　免疫球蛋白每天 0.4g/kg 静脉滴注，连续使用 5 天。

六、视神经脊髓炎缓解期如何进行治疗？

传统免疫抑制剂对预防视神经脊髓炎复发和减少残疾具有一定作用。首选一线药物，当一线药物效果不佳时，再选二线药物（表 3-2-1 和表 3-2-2）。

表 3-2-1　免疫抑制剂一线药物

药品名称	推荐用法	注意事项
硫唑嘌呤	根据体重计算。若单药使用：每天 2~3mg/kg；若联合激素使用：每天 0.5mg/kg	可引起白细胞降低、肝功能损害，以及恶心、呕吐等胃肠道反应
吗替麦考酚酯	每天 1 000~1 500mg 口服	可出现胃肠道症状，增加感染机会
利妥昔单抗	单次 500mg 静脉滴注，6~12 个月后重复应用；或 100mg 静脉滴注，每周 1 次，连用 4 周，6~12 个月后重复应用	监测 $CD19^+B$ 细胞绝对计数，百分比大于 0.1%，即需要再次输注

表 3-2-2　免疫抑制剂二线药物

药品名称	推荐用法	注意事项
环磷酰胺	每次 600mg 静脉滴注，每 2 周 1 次，连续 5 个月；或每次 600mg 静脉滴注，每个月 1 次，共 12 个月。年总负荷剂量不超过 10~15g	监测血常规、尿常规，白细胞减少应及时减量或停用，治疗前后嘱患者多饮水。主要不良反应有恶心、呕吐、感染、脱发、性腺抑制、月经不调、停经和出血性膀胱炎
米托蒽醌	按体表面积 $10~12mg/m^2$ 静脉滴注，每个月 1 次，共 3 个月，后每 3 个月 1 次再用 3 次，总量不超过 $100mg/m^2$	其主要不良反应为心脏毒性
甲氨蝶呤	每周 15mg 口服	妊娠期应避免使用

七、视神经脊髓炎致视力下降应该注意些什么?

1. 配戴合适度数的眼镜。

2. 避免过度用眼，减少看手机、电视等电子产品的时间，不在黑暗的环境中看电子屏幕。

3. 增加灯光的亮度，房间物品摆放有序，减少患者意外的发生。

4. 房间的家具和餐具使用对比强烈的颜色来布置。

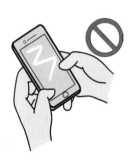

5. 在患者常用的物品上贴上不同颜色、不同形状的标签以便患者准确识别物品，以减少因视力下降给患者带来的不便。

6. 使用带支架的水壶，预防烫伤。

八、视神经脊髓炎患者出现疼痛时应如何处理？

若疼痛对日常生活造成了较大困扰，可以寻求医生专业的帮助，服用一些合适的止痛药物缓解疼痛。

1. 痛性痉挛　可服用卡马西平、普瑞巴林、加巴喷丁、巴氯芬等药物。

2. 慢性疼痛、感觉异常　可服用阿米替林、普瑞巴林等药物。

九、视神经脊髓炎患者出现精力无法集中、手脚沉重难以抬起等疲劳症状时应如何处理？

1. 保持规律的作息习惯　建立良好的睡眠频率，保证睡眠的质量和时长。

2. 不喝刺激性饮料　如咖啡、茶等。

3. 不吸烟　因为香烟中含有尼古丁，可使人兴奋。

十、视神经脊髓炎患者出现肌肉痉挛需要治疗吗？

（一）肌肉痉挛不严重

肌肉痉挛（"抽筋"）不严重不需要特殊治疗。

（二）肌肉痉挛很严重

1. 可使用药物进行治疗，如巴氯芬等。

2. 患者和家属还可以对痉挛肌肉进行轻柔按摩或者进行关节被动运动，可缓解一定程度的肌肉痉挛。

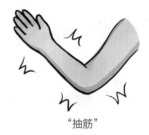

"抽筋"

十一、视神经脊髓炎患者出现记忆力差、注意力不集中、理解力下降等情况应该怎么办？

（一）训练认知功能

可以进行一些训练记忆力、思考力的小游戏，如下棋、打扑克、打麻将等。

（二）注意劳逸结合

做游戏的同时还要注意休息，训练的时间不宜过长，不能太疲劳。

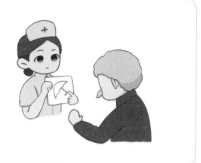

十二、视神经脊髓炎患者出现大小便障碍应该怎么办呢？

（一）寻求专业指导

当患者出现尿潴留、尿失禁、便秘等症状对生活造成了困扰，可寻求医生的专业帮助，一些药物可改善这些症状。小便解不出时可进行导尿；出现便秘时可使用缓泻药，便秘严重者可给予灌肠处理。

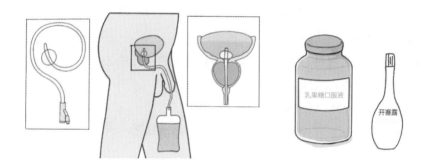

（二）强调要多饮水

有助于缓解便秘的症状；留置尿管者，每天饮水量应在 2 500ml 以上，可减少尿路感染的发生。

（三）注意均衡饮食

多食瓜果以及纤维素含量高的食物，如粗粮、绿叶蔬菜，避免过于精细的饮食，有助于缓解便秘。

（四）养成良好的排尿、排便习惯

不憋尿，防止尿路感染。制订饮食、饮水以及排便的计划，养成规律排便的习惯。

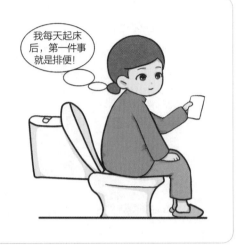

十三、视神经脊髓炎患者出现悲观、失落、沮丧、恐惧、焦虑等不良情绪时应该怎么办？

（一）接纳自己的情绪

必须正确认识人在生病时产生消极情绪是非常正常的。

（二）树立战胜疾病的信心

目前国内有对视神经脊髓炎诊疗水平很高的医疗中心，可以对视神经脊髓炎进行全面的诊断和治疗。

（三）寻找消极情绪的根本原因

是担心疾病复发还是担心给家庭带来的经济压力？找到根本的原因才能对症进行处理。

（四）寻求家人、朋友的帮助

当患者出现悲观、失落的时候，不妨寻求家人、朋友的帮助，倾诉也是一种很好的放松方式。记住，家人和朋友是患者最有力的支撑。

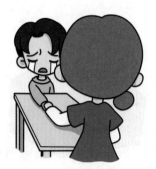

第四节 特殊情况

一、视神经脊髓炎患者各种症状都缓解后可以自行停药吗?

千万不可自行停药、减少药量，用药过程中必须遵循医嘱，特别是缓解期用药是一个长时间、持续的过程，有些药物如果擅自停药、减量，可能会导致疾病的复发，甚至导致瘫痪、失明等严重的不良后果。

二、视神经脊髓炎患者感觉肢体麻木，能用热水袋吗?

由于视神经脊髓炎患者的皮肤对热的敏感性减低，出现感知觉异常，所以禁止使用热水袋。还应该注意当进行洗漱、浸泡时，水温勿过热，水温要比正常人使用的水温低一些，避免烫伤。

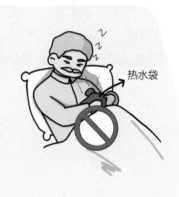

热水袋

三、视神经脊髓炎缓解期可以进行康复训练吗?

（一）早期进行康复训练

对伴有肢体、吞咽等功能障碍的患者，应早期在康复医生的指导下进行相应的功能康复训练。

（二）应用大剂量激素治疗时

避免过度活动，以免加重骨质疏松及股骨头负重。

（三）激素减量到小剂量口服时

可鼓励患者活动，进行相应的康复训练。

四、视神经脊髓炎致运动障碍患者进行锻炼的注意事项有哪些?

1. 做力所能及的家务,如简单的家居整理,可以帮助患者进行肌肉活动,也可以增强患者对生活的信心并减少对他人的依赖,避免一直躺卧。

2. 适当运动,如慢走、拉伸、做瑜伽等,随着运动能力的增强,增加一些简单的有氧运动。

3. 行动不便者可借助拐杖、轮椅、步行车来帮助患者更好地自理。

4. 运动时应注意避免摔伤,有骨质疏松的患者应尤其注意避免摔伤。

五、视神经脊髓炎患者双下肢无力时,如何进行锻炼?

(一)双下肢不能活动时

可以选择坐位或者卧位,进行下肢的肌肉练习。

(二)双下肢可以活动,只是希望提高耐力时

可以通过上肢支撑的辅助工具进行下肢训练,如助行器等。

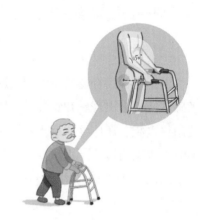

(杨若澜　李鑫)

第三章

漫话吉兰-巴雷综合征

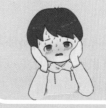

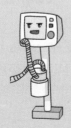

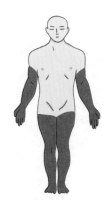

经典 GBS
急性对称性弛缓性肢体瘫痪

第一节 基础知识

一、什么是吉兰 - 巴雷综合征?

吉兰 - 巴雷综合征(Guillain-Barré syndrome，GBS)是一类免疫介导的急性炎性周围神经病。临床特征为急性起病，临床症状多在 2 周左右达到高峰，表现为多发神经根及周围神经损害，常有脑脊液蛋白 - 细胞分离现象，多呈单时相自限性病程，静脉注射免疫球蛋白及血浆交换治疗对其有效。

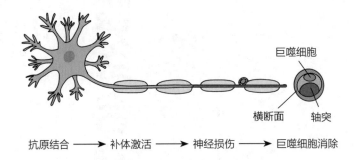

二、吉兰 - 巴雷综合征的病因及发病机制是什么?

(一)病因

确切病因尚不清楚，大多数认为该病是多因素致病的，属于神经系统的一种迟发性过敏性自身免疫性疾病，可能与感染、疫苗接种有关。多数患者发病前 4 周内有呼吸道或肠道感染症状。该病还可能与病毒、支原体感染有关。

(二)发病机制

分子模拟学说认为：病原体某些成分的结构与周围神经的组分相似，机体发生错误的免疫识别，自身免疫性 T 细胞及自身抗体对周围神经组分进行免疫攻击，导致周围神经脱髓鞘。

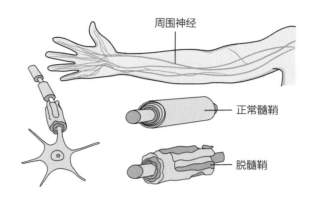

三、吉兰 - 巴雷综合征的主要临床表现有哪些?

（一）运动障碍

　　急性或亚急性起病，肢体对称性无力多为首发症状，有相对对称的四肢无力、脑神经受累，多于数日至 2 周达到高峰。病情危重者在 1~2 天内迅速加重，出现四肢完全性瘫，呼吸肌和吞咽肌麻痹，危及生命。

（二）感觉障碍

　　肢体远端感觉异常，如烧灼、麻木、刺痛和不适感，特征性的感觉障碍为感觉缺失或减退，呈手套、袜套样分布。

（三）自主神经功能紊乱

　　表现为皮肤潮红、出汗增多、心律失常、血压不稳定、手足肿胀、营养障碍、尿路障碍、排便异常等。

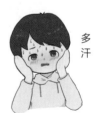

多汗

（四）脑神经损害

　　以双侧面神经麻痹最常见。

（五）神经反射异常

　　深反射减弱或消失。

（六）并发症

　　窒息、肺部感染、心力衰竭等。

四、如何确诊吉兰 - 巴雷综合征?

1. 急性或亚急性起病,发病前 1~4 周有病毒或细菌感染史。

2. 对称性肢体和延髓支配肌肉、面部肌肉无力,重者有呼吸肌无力。四肢腱反射减低或消失。

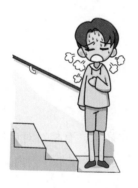

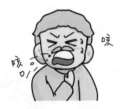

3. 可伴有感觉异常和自主神经功能障碍。

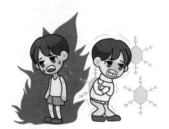

4. 脑脊液检查结果有蛋白 - 细胞分离现象。

脑脊液蛋白 - 细胞分离现象

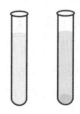

5. 电生理检查提示运动神经传导远端潜伏期延长、传导速度减慢、F 波异常、传导阻滞、异常波形离散等周围神经脱髓鞘改变。

6. 病程有自限性。

五、诊断吉兰 - 巴雷综合征的主要辅助检查有哪些?

（一）脑脊液检查

脑脊液压力正常，颜色清亮透明，有蛋白 - 细胞分离现象。发病数天内蛋白正常，1~2 周后蛋白质升高，3 周后达到峰值。

（二）肌电图检查

早期可正常，晚期可出现神经传导速度减慢现象。

（三）腓肠神经活检

作为 GBS 的辅助检查，可显示脱髓鞘和炎性细胞浸润。

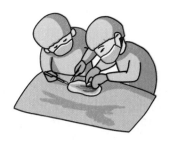

第二节 疾病危害

一、吉兰 - 巴雷综合征患者肢体无力的特点有哪些？

经典型的 GBS 称为急性炎性脱髓鞘性多发性神经病（acute inflammatory demyelinating polyneuropathy，AIDP），弛缓性肢体肌肉无力是其核心症状。多数患者肌无力从下肢向上肢发展，数日内逐渐加重，少数患者病初呈非对称性肌无力。

二、为什么吉兰 - 巴雷综合征的患者出汗会增多？

吉兰 - 巴雷综合征的患者由于自主神经功能紊乱导致皮肤潮红、出汗增多。

三、吉兰 - 巴雷综合征最危险的并发症是什么？

呼吸肌麻痹是最危险的并发症，其次是肺部感染、严重心律失常、心力衰竭等。发生呼吸肌麻痹的时候，是否能抢救成功是增加本病治愈率、降低本病病死率的关键。

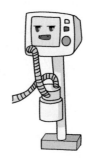

四、吉兰 - 巴雷综合征的常见并发症有哪些？

吉兰 - 巴雷综合征的常见并发症有肺部感染、静脉栓塞、便秘、尿潴留等。

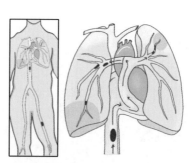

五、吉兰 - 巴雷综合征患者容易出现的心理问题有哪些?

因语言交流困难和肢体严重无力而出现抑郁时，患者普遍有焦虑情绪，与呼吸困难、濒死感、害怕气管切开、担心疾病的进展及预后有关。应给予心理支持治疗，必要时给予抗焦虑、抗抑郁药物治疗。

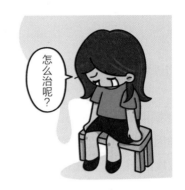

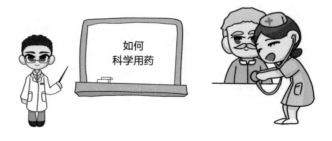

第三节 预防和治疗

一、如何治疗吉兰 - 巴雷综合征?

（一）病因治疗

病因治疗包括静脉注射用免疫球蛋白疗法和血浆置换法，抑制免疫反应，清除致病因子，阻止病情发展。

1. 发病 2 周以内，病情较重或有明显加重趋势的 GBS 患者，应尽快使用静脉注射用免疫球蛋白疗法和血浆置换法。

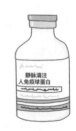

2. 对于病程 2 周以上或症状轻微的患者，可根据个体情况判断是否采用免疫治疗。

3. 皮质类固醇　糖皮质激素治疗 GBS 缺乏循证证据支持，对于病情较重的患者，是否有必要给予糖皮质激素，可根据情况个体化判断。

（二）对症治疗

对症治疗包括处理呼吸肌麻痹、补充水溶性维生素、促进神经修复、康复治疗、并发症的预防等。

二、吉兰 - 巴雷综合征的观察要点有哪些？

1. 应密切监测 GBS 患者的呼吸功能，注意呼吸节律、频率及动度，加强呼吸道管理，必要时及时给予呼吸机支持。

2. 应重视吞咽功能的变化，密切监测和评估，观察是否有进食呛咳、反流，保证营养，并防止误吸。

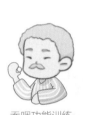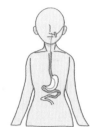

吞咽功能训练

3. 自主神经损伤明显的患者，应重视心律失常和血压的变化，尽早给予必要的监测和处理。

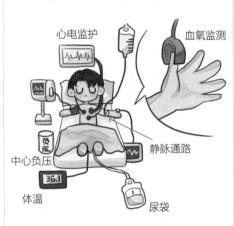

4. 观察是否发生排尿障碍、便秘等。排尿障碍的患者必要时予留置导尿。便秘的患者可使用缓泻药。

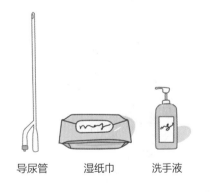

导尿管　　湿纸巾　　洗手液

5. 观察患者肢体瘫痪程度是否加重，肢体感觉障碍是否加重。根据病情安置体位（置肢体于功能位），禁用热水袋。

6. 携带胃管、尿管等管道的患者，观察管道是否妥善固定，引流物的颜色、性状、量是否正常。

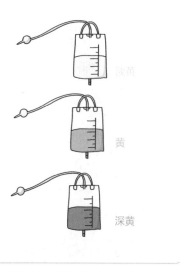

7. 观察用药后的不良反应，给予及时的对症处理。

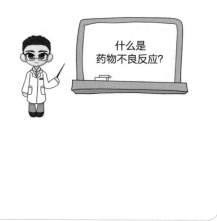

什么是药物不良反应?

8. 应重视 GBS 患者的综合治疗，包括心理干预。

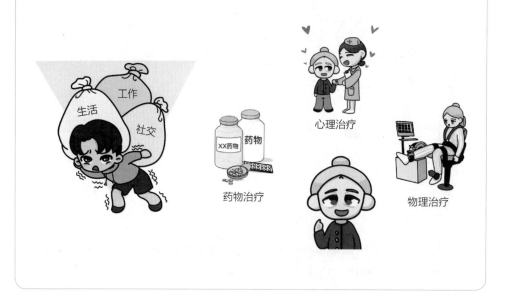

三、如何预防吉兰 - 巴雷综合征患者发生并发症?

1. 加强翻身排背，鼓励咳嗽咳痰，保持呼吸道通畅。

2. 置肢体于功能位，帮助患者进行被动运动，防止肌萎缩及足下垂。

3. 避免下肢静脉输液，抬高双下肢，必要时可穿弹力袜，防止深静脉血栓形成。

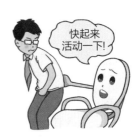

快起来活动一下!

4. 保留胃管的患者鼻饲时注意取坐位，避免呛咳时食物误入气道引起窒息。

四、吉兰 - 巴雷综合征的预后如何?

本病具有自限性，预后较好。大部分 GBS 患者病情在 2 周内达到高峰，继而持续数天至数周后开始恢复，少数患者病情在恢复过程中出现波动。

五、吉兰 - 巴雷综合征患者的出院宣教要点有哪些?

1. 按时服药，避免漏服、少服、错服。

2. 每天坚持主动和被动运动，早期进行肢体功能锻炼。

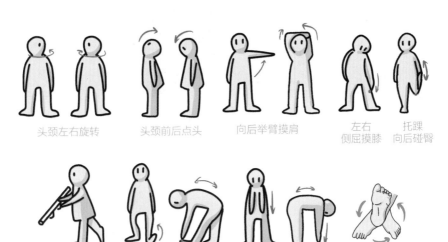

头颈左右旋转　　头颈前后点头　　向后举臂摸肩　　左右侧屈摸膝　托踝向后碰臀

单腿向后伸直　　单腿下压摸足尖　　双腿拉伸摸膝　　左右足踝旋转

3. 加强营养，进食易消化食物，多食蔬菜、水果，增强机体抵抗力。

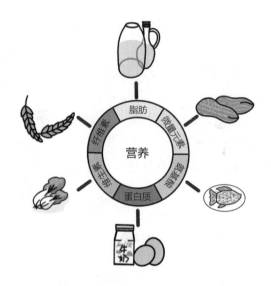

4. 尽量不去公共场所，避免受凉、感冒。

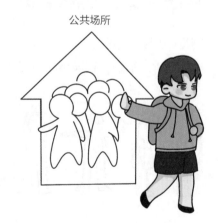

第四节 特殊情况

一、腰椎穿刺的注意事项有哪些？

　　1. 术前消除患者紧张情绪，指导患者排空大小便。

　　2. 术中患者不可随意移动。

　　3. 术后脑脊液压力低于正常值的患者，去枕平卧 4~6 小时，卧床期间可适当转动身体改变体位，但不可随意抬高头部。

　　4. 术后出现头痛的患者，多饮水，延长卧床时间，必要时静脉补液。

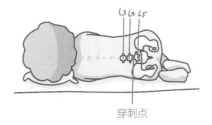

穿刺点

二、如何缓解吉兰 - 巴雷综合征患者的排便障碍？

　　1. 当患者出现尿潴留、尿失禁、便秘等症状时，可寻求医生的专业帮助，一些药物可改善这些症状。小便解不出时可进行导尿；出现便秘时可使用缓泻药，重者可给予灌肠处理。

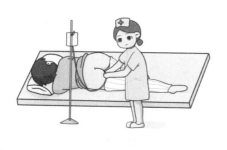

　　2. 指导患者进食富含纤维素的食物，多饮水，以肚脐为中心顺时针按摩腹部，有助于缓解便秘的症状。

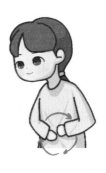

3. 留置尿管者，每天饮水 2 500ml 以上，保持尿道口清洁，可减少尿路感染的发生。

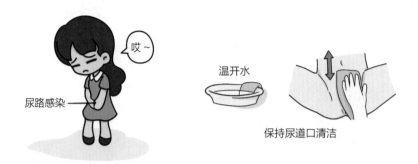

三、吉兰 - 巴雷综合征患者发生呼吸肌麻痹时的关键急救措施有哪些?

当患者出现烦躁不安时，要注意区分是否为早期缺氧的表现，如果出现呼吸费力、大汗淋漓、口唇发绀等缺氧症状时，应考虑呼吸肌麻痹的发生，急救的关键是应尽早使用呼吸机辅助通气，一般先进行气管插管外接呼吸机，然后根据病情评估是否进行气管切开。

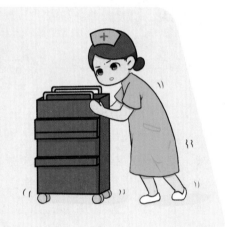

四、吉兰 - 巴雷综合征患者使用静脉注射用人免疫球蛋白的注意事项有哪些?

1. 严格控制滴速　用药途径是静脉滴注，最快速度不应超过每分钟 60 滴。

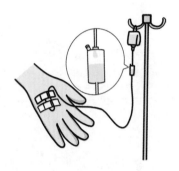

2. 密切观察不良反应　输注时患者可能会出现一过性头痛、心慌、恶心等轻微不良反应，可能与输注速度过快或个体差异有关。上述不良反应常发生在输液开始 1 小时内，必要时减慢或暂停液体输注，一般无须特殊处理即可自行恢复。个别患者可在输注结束后发生上述反应，一般在 24 小时内均可自行恢复。

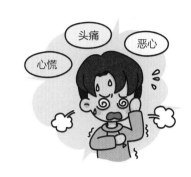

3. 单独输注，避免与其他药物混用。

五、吉兰 - 巴雷综合征患者需要进行康复训练吗?

早期进行康复训练有利于肌肉功能恢复，在病情允许的情况下，吉兰 - 巴雷综合征患者发病 48 小时后可进行康复训练。保持患肢处于良好的位置，防止发生肩关节外展、髋关节外展、足下垂等痉挛姿势。康复期应进行患肢的被动和主动功能训练及步态训练，以利于肢体功能的恢复。

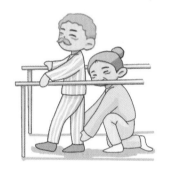
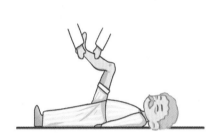

（黎恩知）

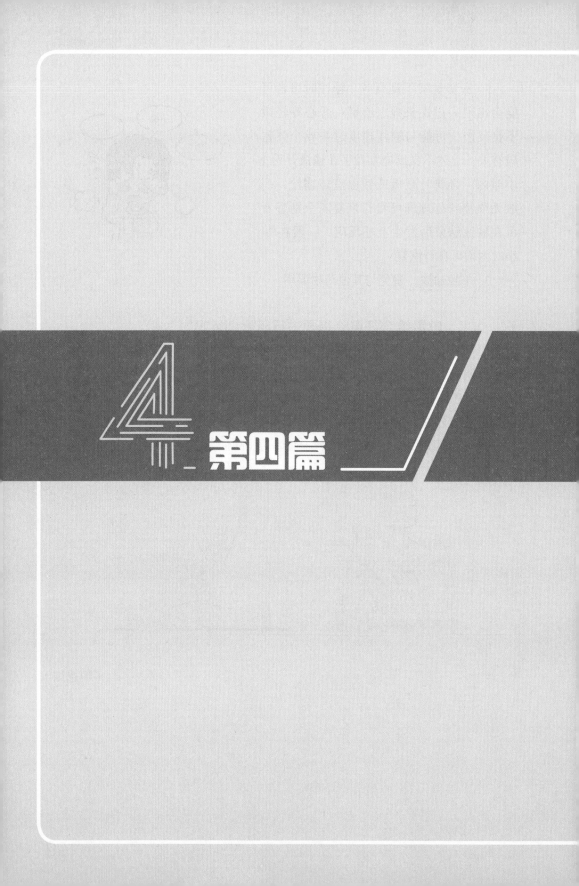

4

第四篇

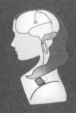

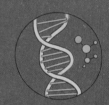

漫话运动障碍疾病

第一章　漫话帕金森病

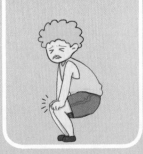

第一节　基础知识

一、什么是帕金森病?

> 帕金森病是一类常见于中老年的神经系统变性疾病,以黑质多巴胺能神经元变性死亡和路易小体形成为特征,曾称震颤麻痹,于1817 年由英国医生 James Parkinson 首先描述。

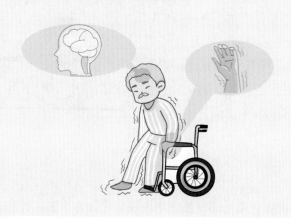

二、为什么会患上帕金森病?

帕金森病病因目前尚不清楚,可能与环境因素和遗传因素共同作用有关。未来还需要开展更多的研究来了解帕金森病是如何发生、为什么会发生帕金森以及什么时候会发展成帕金森病。

三、哪些人会患帕金森病呢?

在 65 岁以上的人群中,男性的患病率为 1.7%,女性的患病率为 1.6%。男性 > 女性。据估计我国现有帕金森病患者人数已超过 200 万。帕金森病的平均诊断年龄为 60 岁,接近 20% 的患者在 50 岁以前出现帕金森症状。

四、帕金森病的临床表现有哪些?

帕金森病的典型运动症状主要有静止性震颤、肌强直、运动迟缓、平衡和姿势障碍,还可能出现各种各样的非运动症状。

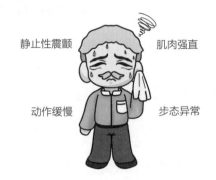

五、帕金森病是如何诊断的?

目前还没有办法通过特异性的脑的扫描或是实验室检查来确诊帕金森病,神经科医生往往是通过对一个患者进行完整的临床病史询问和详细的神经系统查体来诊断,需要做一些检查排除那些跟帕金森病很相似的其他疾病。

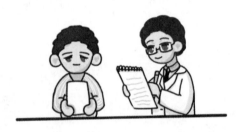

六、怎样判断帕金森病的严重程度?

帕金森病根据病变累及部位及临床表现形式分为 5 级,1 级最轻,5 级最重。

1 级:一侧肢体和躯干有症状,轻度功能障碍。

2 级:两侧肢体和躯干有症状,姿势反应正常。

3 级:轻度姿势反应障碍,生活自理,劳动力丧失。

4 级:明显姿势反应障碍,生活和劳动力丧失,可站立,稍可步行。

5 级:需他人帮助起床,限于轮椅生活。

第二节 疾病危害

一、帕金森病患者的手为什么会不由自主地抖动?

帕金森病典型震颤是一种缓慢节律性静止性震颤,就是我们俗称的"手抖",多从一侧上肢远端开始,是拇指与屈曲的示指呈"搓丸样动作"(手指的节律性震颤使手部不断地做旋前、旋后的动作)。静止时震颤明显,活动时震颤减轻,入睡后震颤消失,在 70% 帕金森病患者中以震颤为首发症状。

二、帕金森病患者自己吃饭怎么这么难?

随着病情发展,帕金森病的震颤可累及头、下颌、舌、肢体及整个躯体。患者在进食过程中因肢体持续抖动,导致食物放不到口中,或由于口唇、下颌抖动造成张口、咀嚼困难,这也是造成帕金森病患者进食困难的原因。

三、帕金森病患者转不了身、穿不了衣服,怎么回事?

帕金森病患者头颈部、躯体旋转困难是因为肩颈部肌张力高、协调能力下降所致,而且颈部处于一个持续的紧张状态,而出现肩颈部疼痛、僵硬,引起双上肢上抬受限,不能自己穿衣。

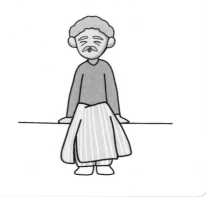

四、什么是"面具脸"?

帕金森病患者面部表情肌群运动迟缓、肌肉强直,导致表情严肃、不爱笑,眨眼、双眼转动明显减少,面、目呈现典型的"面具脸"。

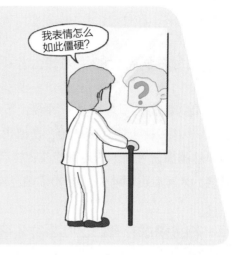

五、帕金森病对患者书写有什么影响?

部分患者会感觉自己的字没有以前写得漂亮,而且越写越小,出现"小写征",主要是疾病引起上肢和手部肌肉强直、运动迟缓所致,到后期指间关节伸展性强直,导致不能持物,严重影响写字或不能写字。

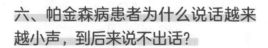

六、帕金森病患者为什么说话越来越小声,到后来说不出话?

帕金森病患者声调低、音量小,主要是由于肌肉强直,下颌、口唇、舌头及喉部肌群等发音器官均受累,从而出现语言障碍,甚至不能言语。

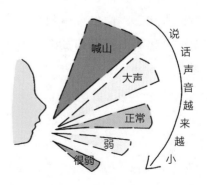

七、帕金森病患者为什么走路这么费力？

帕金森病患者的肢体促动肌和拮抗肌失去平衡，造成患者起身困难，坐下时不能控制，走路时上侧肢体摆臂减少、下侧肢体出现拖沓。

八、帕金森病患者吃饭吞不下去是怎么回事？

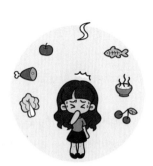

帕金森病患者出现进食时间延长，中后期进食固体食物难以下咽、唾液咽下困难，还会有流涎出现，导致吞咽困难，增加误吸风险及营养不良的发生。

九、帕金森病患者容易跌倒是怎么回事？

帕金森病患者站立不稳，行走过程中停止，导致躯体突然向前或向后倾倒和跌倒。帕金森中晚期患者跨步发生变化，姿势反射消失，行走时出现小碎步现象，给人以走路着急、慌张、不稳的感觉，在帕金森步态障碍中称为"慌张步态"，行走中全身僵住，不能动弹，称为"冻结"现象。

十、帕金森病患者排尿困难是怎么回事？

帕金森病患者排尿障碍一般出现在病程的中晚期，分为尿路刺激症状和尿路梗阻症状两大类。尿路刺激症状主要为逼尿肌过度收缩所致，尿路梗阻症状主要为逼尿肌收缩减弱所致，前者包括夜尿增多、尿频、尿急、急迫性尿失禁等，后者包括尿流慢、尿流细、尿等待、尿不尽等。夜尿出现率最高。

十一、得了帕金森病会瘫痪吗？

瘫痪是指肌肉不能收缩，出现胳膊、腿甚至全身不能活动，患帕金森病时，并非这些肌肉出现随意运动或收缩障碍，而是肌肉强直收缩呈僵住状态而不能运动，瘫痪的医学意义是肌肉活动能力降低或完全丧失，在帕金森病患者，肌肉僵直引起肢体活动能力下降，所以也可以说帕金森病会引起瘫痪。

十二、帕金森病患者为什么经常便秘呢？

便秘是帕金森病最常见的非运动症状之一，发生率高达 82%~94%。便秘不但使患者腹胀难忍、食欲减退、排便费力和粪便干燥，而且使治疗帕金森病运动障碍的药物从胃排空至小肠速度减慢，影响药物吸收入血，导致药物疗效下降。同时，某些治疗帕金森病的药物也会诱发或加重便秘症状。

十三、得了帕金森病会变痴呆吗？

临床确诊为帕金森病的患者在病程中出现的痴呆，称帕金森痴呆。帕金森病患者中脑边缘系统和中脑皮质系统的多巴胺浓度显著降低，这可能是智力和记忆力减退的原因和基础，通常在帕金森病的运动症状出现的 1 年以后，包括注意力、执行能力、视空间能力和记忆力等方面出现异常。

十四、帕金森病患者从躺着或坐着站起来的时候，感觉乏力、头晕、视物模糊，是怎么回事？

帕金森病患者有时会感觉乏力、头晕、视物模糊，甚至发生晕厥，主要是因为疾病导致自主神经调节障碍引起血管收缩异常，血管内血容量相对不足，出现低血压表现。常在患者改变体位时发生血压降低，称体位性低血压。体位性低血压是指平卧后站立 3 分钟测得血压较卧位血压，收缩压下降≥20mmHg 和 /或舒张压下降≥10mmHg 以上，帕金森病发生体位性低血压会增加跌倒骨折和心脑血管事件的发生率，甚至危及生命。

十五、为什么帕金森病会引起腰腿痛？

疼痛是帕金森病的非运动症状之一，发生率为 40%~85%，平均为 67.6%，是令进展期帕金森病患者最痛苦的症状之一。疼痛主要由与帕金森病相关的肌肉强直所致，大部分为颈肩痛、四肢痛、背痛、腰痛、头痛等，其中以下肢痛最常见。

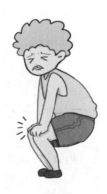

十六、帕金森病患者晚上睡不着、白天睡不醒，是怎么回事？

帕金森病患者常有入睡困难、夜间频繁醒来、凌晨早醒、白天睡眠过多而夜间清醒等睡眠障碍困扰，这与中枢神经元的退行性病变影响睡眠 - 觉醒调节及运动迟缓和肌强直使夜间翻身次数减少有关。

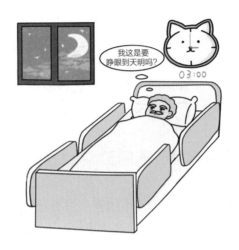

十七、帕金森病患者情绪低落、怎么也开心不起来，是怎么回事？

帕金森病患者常感到焦虑、内疚、自责，不愿意与他人交流，还会出现易怒、失眠多梦等症状。这与疾病导致脑内某些神经环路功能障碍有关。同时疾病进展导致运动功能障碍、适应能力下降，这些均会导致抑郁发生。

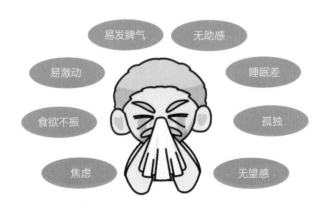

第三节 预防和治疗

一、帕金森病可以预防吗？

帕金森病病因未明，暂无根本预防方法。在流行病学调查中，长期接触杀虫剂、除草剂可能是帕金森病的危险因素。因此，应加强劳动保护和环境保护，避免摄入及接触有害物质。

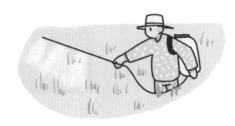

二、患帕金森病早期推迟用药好不好？

帕金森病出现运动症状比较轻并不代表疾病刚发生，因此患帕金森病提倡早期诊断、早期治疗，不仅可以更好地改善症状，还可能会延缓疾病进展。

三、治疗帕金森病的主要药物有哪些？

药物治疗是帕金森病的主要治疗方法，服药原则主要是从小剂量开始，缓慢加量，用最小剂量达到较满意效果，治疗方案应个体化。

（一）抗胆碱能药物

苯海索 1~2mg，每天 3 次，协助维持纹状体的递质平衡，适用震颤明显及年轻患者，运动迟缓患者疗效较差，前列腺肥大、青光眼患者禁用。

（二）抗病毒药物

金刚烷胺 50~100mg，每天 2~3 次，促进神经末梢释放多巴胺，并阻止多巴胺再吸收，可与左旋多巴合用，需要日间 16：00 前服药。

（三）复方左旋多巴类药物

复方左旋多巴类药物是治疗帕金森病最基本、最有效的药物，初始剂量 62.5~125mg，每天 2~3 次，餐前 1 小时或餐后 1.5 小时服用，避开进餐时间。

（四）多巴胺受体激动剂

多巴胺受体激动剂分为麦角类和非麦角类两大类，由于麦角类药物长期使用导致患者心脏瓣膜和肺纤维化，目前不再用于治疗帕金森病。罗匹尼罗 0.25mg，每天 2 次，直接激动纹状体，产生和多巴胺相同的作用。

（五）单胺氧化酶 B 抑制剂

司来吉兰 2.5~5mg，每天 2 次，勿傍晚服用以免引起失眠。

（六）儿茶酚氧位甲基转移酶抑制剂

恩他卡朋 100mg，每天 3 次，抑制左旋多巴在外周的代谢，增加左旋多巴在中枢神经系统的含量。单独使用无效，需与左旋多巴联用。

（七）其他对症药物

其他对症药物包括抗抑郁药物、通便药物及帮助睡眠的药物等。

四、帕金森病"蜜月期"是什么意思？

帕金森病早期病程中，患者服用治疗帕金森病的药物能取得满意和持续的疗效，称为帕金森病药物治疗的"蜜月期"。在"蜜月期"应抓紧时机，及时、正确地应用药物治疗，尽量延长"蜜月期"，利于疾病的有效控制。

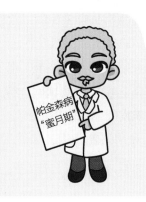

五、为什么治疗帕金森病的药物药效持续时间越来越短？

在服用左旋多巴类药物过程中，每次用药的有效作用时间越来越短，称为"剂末现象"。"剂末现象"是帕金森病患者用多巴胺类药物后期出现的并发症，需要观察记录症状加重及持续时间，以调整药物治疗方案。

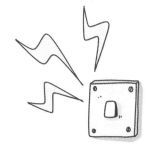

六、帕金森病导致患者疼痛怎么处理?

1. 帕金森病专科医生先排除其他病变所引起的疼痛再继续处理疼痛。

2. 根据疼痛原因和运动障碍程度调整治疗帕金森病的药物,如使用长效多巴胺药物等。

3. 采取音乐疗法、按摩治疗及康复治疗等。

4. 使用非甾体类消炎药、阿片类受体拮抗剂等药物治疗,必要时可采用脑深部刺激术。

七、帕金森病患者便秘怎么办?

1. 定时排便,选择蹲位或坐位,每天晨起不管有无便意,养成晨起排便习惯,坚持定期锻炼,刺激肠蠕动,顺时针按摩腹部,定时练习腹式呼吸。指导患者做提肛运动。提肛运动分两个阶段,每个阶段 10 分钟。第一个 10 分钟,缓慢收缩会阴肌肉 3~5 秒,然后放松 3~5 秒,反复训练;第二个 10 分钟,快速收缩会阴肌肉 1 秒,然后放松 2 秒。坚持提肛运动锻炼 6~8 周。

2. 多食高纤维素食物,如芹菜、金针菇、白菜、胡萝卜、菠菜、香蕉等蔬菜、水果。多次少量饮水,保证每天饮水量在 1 000~2 000ml,避免睡前饮水,以免影响夜间休息。

3. 使用通便药物,如使用聚乙二醇、乳果糖口服溶液口服,开塞露塞肛,肥皂水灌肠。

八、如何预防帕金森病患者体位性低血压的发生?

1. 了解患者的基础血压、立位血压、卧位血压及出现体位性低血压时的常见症状。

2. 出现体位性低血压症状时快速饮水 500ml,会使站立收缩压增加 30mmHg以上,并维持 2 小时,减少体位性低血压的发生,保证患者每天饮水量在 2 000~3 000ml。每天还应摄入 10g 左右的盐。

3. 改变体位时做到"3个半分钟",即做卧位—坐位—站位姿势改变时,每个姿势停留半分钟再继续下一个动作。

4. 可借助腹带、高腰弹力袜,增加回心血量,对预防体位性低血压的发生有效果。

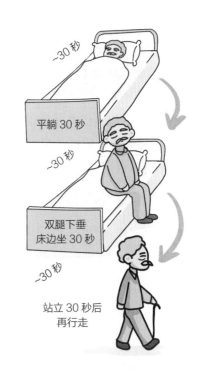

~30 秒

平躺 30 秒

~30 秒

双腿下垂
床边坐 30 秒

~30 秒

站立 30 秒后
再行走

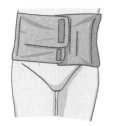
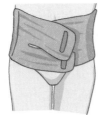

5. 使用米多君、屈西多巴药物治疗体位性低血压。

九、帕金森病患者抑郁了怎么办?

细心观察帕金森病患者是否有焦虑、抑郁等心理反应,多鼓励患者表达内心感受,向其介绍疾病相关知识,鼓励患者培养兴趣、爱好,坚持锻,多参加社会活动,并取得家庭成员的支持和照顾。遵医嘱按疗程服用抗抑郁药物,国外最新指南推荐:首选五羟色胺再摄取抑制剂(selective serotonin reuptake inhibitor,SSRI)类抗抑郁药(如西酞普兰、舍曲林等)治疗帕金森病抑郁,并且不能随意调药、停药。

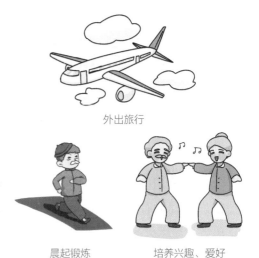

外出旅行

晨起锻炼

培养兴趣、爱好

213

十、帕金森病患者饮食需要注意些什么？

1. 帕金森病患者应均衡饮食，食物种类应多样化，使身体保持最佳营养状况。

2. 服用左旋多巴类药物治疗帕金森病时，进食丰富的蛋白质饮食会影响药物效果，每天蛋白质摄入量控制在 0.8g/kg，建议药物空腹（即餐前 1 小时或餐后 1.5 小时）服用，使药物尽快到达小肠，吸收更快。

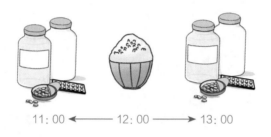

11: 00 ◄── 12: 00 ──► 13: 00

十一、帕金森病患者失眠怎么办？

1. 制订固定的入睡时间及起床时间，日间避免小睡。

2. 养成良好的睡眠习惯，睡前 2 小时内不做运动，不喝茶、咖啡，可以听舒缓的音乐。

3. 构建舒适、安静的睡眠环境，保持床铺整洁舒适和空气流通。

4. 治疗失眠的主要药物包括苯二氮䓬类药物，如三唑仑、替马西泮、氟西泮及氯硝西泮；非苯二氮䓬类药物，如佐匹克隆、扎来普隆。

十二、帕金森病患者吞咽困难怎么办？

1. 采用坐位或半卧位进食，坐位患者背部有支撑可以依靠，卧床患者抬高床头 >30°，取半卧位。

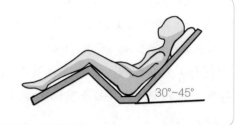

30°~45°

2. 选择合适的食物形态，包括：固体、普通食物；半固体食物，如馄饨等；米糊或粥；较浓的流质，如粥汤、加了凝固粉的饮品；稀薄流质，如水、清汤等。其中最容易吞咽的食物是泥状食物。在口腔内容易分散或没有水分的食物，易引起误咽和窒息，如饼干、馒头等，患者应避免进食此类食物。

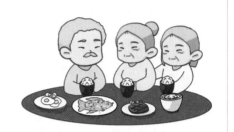

3. 根据患者能力选择适宜的餐具，不能使用筷子的患者提供小而浅的勺子。抓握不稳、不能将食物准确送至口中的患者可用防抖勺子。尽量将食物放置于舌根部，利于吞咽。

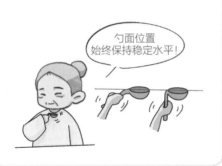

4. 对进食呛咳患者，给予鼻饲饮食。

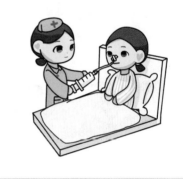

十三、帕金森病患者怎样进行康复训练？

帕金森病患者在进行药物治疗或外科手术治疗的同时，配合合理的康复训练，通过大量重复简单的正常动作让患者学会正常的运动方式，可延缓病程，改善心理状况，维持一定日常生活能力，提高生活质量。

（一）深呼吸

双手放于腹部，用鼻吸气时腹部鼓起，用嘴呼气时腹部放松，每个步骤 3 秒，反复练习 5~10 分钟，从而帮助患者锻炼呼吸功能。

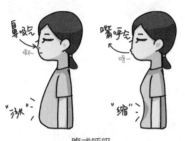

腹式呼吸

（二）面部肌肉训练

尽力皱眉、交替眨眼、交替鼓腮凹腮运动及露齿和吹哨动作。以上动作对着镜子做，每一动作反复做 3~4 次。

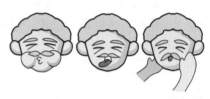

鼓腮　　　伸舌　　双侧面部按摩

（三）头颈部训练

头部向左、向右转动，向前、向后运动，每个动作持续 5 秒，可增加颈部的活动度。

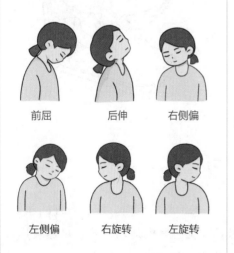

前屈　　　后伸　　　右侧偏

左侧偏　　　右旋转　　　左旋转

（四）躯干训练

站立位时双脚分开，身体做侧弯、转体动作，仰卧起坐、俯卧撑等训练，每个动作持续 5 秒，反复多次，对躯干肌进行锻炼。

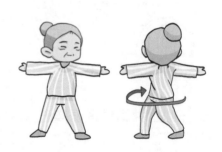

（五）上肢及肩部练习

耸肩、双臂抬举、后伸等牵伸练习，两手臂伸直等练习，可加强肩颈部的灵活度。

（六）手部练习

手心按在桌面上，练习手指分开闭合动作；每个手指轮换触及大拇指，由缓慢逐渐加快，促进手指的灵活度。

（七）下肢训练

踢腿活动，印度式盘坐，卧位进行髋、膝关节牵伸锻炼。

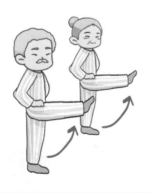

（八）步态训练

起步时足尖尽量抬高，足跟着地后足尖着地，跨步大，双上肢前后摆动。

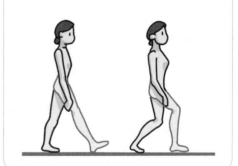

（九）语言障碍训练

增强舌肌力量，包括舌肌尽力伸于口外，左、右、上、下运动，在口腔内舌尖向左、向右顶腮。大声朗读文章、唱歌，并且对着镜子大声发 a、o、e、u、c、zhi、chi、shi 等音，对构音障碍、呼吸功能都有作用。

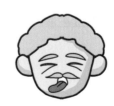

（十）其他

患者可以根据自己兴趣、爱好选择运动方式，如打太极拳和跳舞等，对缓解肌肉僵直、增强平衡能力等有明确的疗效。

十四、帕金森病如何进行手术治疗？

1. 对于帕金森病的手术治疗，近年多推荐采用新近发展的脑深部刺激术（deep brain stimulation，DBS），俗称"脑起搏器"，这是一种类似心脏起搏器的装置。

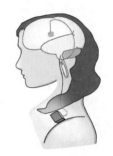

2. 脑深部刺激术适应证

（1）确诊的原发性帕金森病。

（2）服用复方左旋多巴曾经有良好疗效。

（3）药物治疗已经明显下降或出现难以逆转的运动障碍，影响生活质量。

（4）专科医生评估后不存在痴呆和严重精神疾病。

3. 脑深部刺激术费用　脑深部刺激术总费用为十几万元到二十几万元人民币，脑深部电刺激器工作寿命为数年到十几年。另外，脑深部电刺激器属于自费项目，不能医保报销。

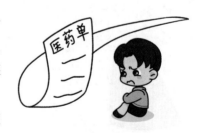

4. 脑深部刺激术只能控制部分患者的症状，不是所有患者术后都能够减药、停药，且疾病本身仍会继续进展。

十五、帕金森病能治愈吗？

帕金森病为中老年疾病，是中枢神经系统慢性退行性变性疾病。直至今日，帕金森病仍然为一种不可治愈的疾病，患者发病后逐渐丧失工作和生活能力，全身僵硬，导致生活不能自理，最后死于各种并发症。但是，全世界各个国家的这个领域的研究者们都在广泛地开展研究，期望可以寻找到病因和治愈帕金森病的方法。

第四节 特殊情况

一、"手抖"一定是得了帕金森病吗?

手抖并不是帕金森病患者独有的症状,其他疾病如特发性震颤、小脑疾病、肝豆状核变性等疾病患者也会有肢体抖动,正常人在焦虑、紧张、睡眠不足情况下也可能会"手抖"。若出现"手抖"需要医生作诊断。

二、帕金森病患者出现手舞足蹈样"跳舞"(异动症)怎么办?

1. 异动症 长期服用多巴胺制剂(主要是多巴丝肼片)后出现的一种不受控制的异常运动,主要发生在躯干和肢体,表现为舞蹈样动作、刻板样动作或肌张力障碍。

2. 出现异动症需要个体化处理,在专科医生帮助下逐步加药或减药,脑深部电刺激疗法也可改善异动症。

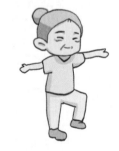

三、帕金森病患者什么情况下需要做基因检测?

帕金森病有 10% 左右的阳性家族史,呈显性或隐性遗传,帕金森的发病和多种基因突变有关,对部分发病年龄较早、家族史阳性、疾病进展快、合并症多的患者,可以进行基因检测来协助疾病诊断、判断疾病预后。

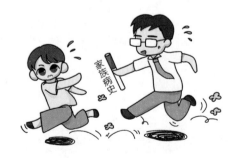

（梁燕 龙泽芳）

第二章

漫话肝豆状核变性

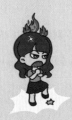

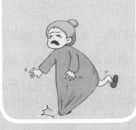

第一节 基础知识

一、什么是肝豆状核变性?

肝豆状核变性,是一种罕见的常色体隐性遗传的铜代谢障碍性疾病,由于致病基因 *ATP7B* 发生突变导致人体出现排铜障碍,蓄积于体内的铜离子在肝、脑、肾、角膜等处沉积,引起进行性加重的肝硬化、锥体外系症状、精神症状、肾损害及角膜色素环等。本病由 Kinnier Wilson 医师于 1912 年首次描述,所以又称威尔逊病(Wilson disease)。

二、为什么会得肝豆状核变性?

肝豆状核变性是由位于 13 号染色体上的 *ATP7B* 基因突变所致。*ATP7B* 基因编码一种铜依赖性 P 型 ATP 酶,这种酶是一种跨膜蛋白,称为 ATP7B 转运蛋白。ATP7B 转运蛋白位于高尔基体外侧网络。一方面,ATP7B 转运蛋白可将铜转运至铜蓝蛋白,释放入血浆;另一方面,ATP7B 转运蛋白和铜离子结合后,可将铜分泌至胆汁排泄。因此,ATP7B 蛋白功能障碍可造成铜在体内过度聚集,最终导致肝脏损害及神经病学相关症状。

三、诊断肝豆状核变性需要做哪些检查?

诊断肝豆状核变性首先需要由专科医生对患者进行详细评估,并通过临床病史询问和详细的体格检查以及相关的实验室检查,从而对患者作出综合判断。通常辅助检查有以下几种:

(一)生化检测

需完善肝功能、血常规、血清铜及铜蓝蛋白水平测定,以及 24 小时尿铜排泄定量检查。血清铜蓝蛋白水平低于 120ml/L 的患者和 24 小时尿铜排泄量高于 40μg 的儿童应进行肝豆状核变性的基因检测。

（二）眼科检查

角膜色素环（K-F 环）是肝豆状核变性患者的重要体征之一，需由经验丰富的眼科医生在裂隙灯下检查有无角膜色素环。

（三）头颅磁共振检查

MRI 可表现为豆状核（尤其壳核）、尾状核、中脑和脑桥、丘脑、小脑及额叶皮质 T 加权像低信号和 T 加权像高信号，或壳核和尾状核在 T_2 加权像显示高低混杂信号，还可有不同程度的脑沟增宽、脑室扩大等。

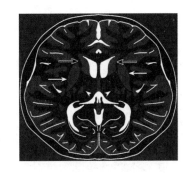

（四）基因检测

主要对该疾病进行确诊。

四、肝豆状核变性患者为什么要做基因检测？

肝豆状核变性是由 *ATP7B* 基因突变所致，因此基因检测具有重要意义。建议肝豆状核变性患者及其一级亲属进行基因检测。

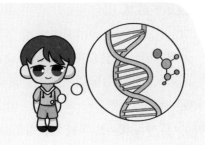

五、肝豆状核变性疾病的流行病学特点有哪些？

肝豆状核变性属于一种罕见病，人群患病率为 1/30 000~1/100 000。该病好发于青少年，大部分起病于 5~35 岁，男性比女性稍多。

六、肝豆状核变性能治愈吗？

肝豆状核变性虽不能彻底根治，但该病是至今少数几种可治的神经遗传病之一，关键是早发现、早诊断、早治疗，晚期治疗基本无效。

第二节 疾病危害

一、肝豆状核变性有哪些典型症状？

肝豆状核变性的表现多种多样，既可以肝脏病变为表现，也可以神经系统症状为表现，还可两者同时存在。常见的临床表现有肝病表现、神经系统症状、神经精神症状、肾损害等。

（一）肝病表现

肝病表现呈高度多样性，患者常有呕吐、乏力、食欲减退、腹水、下肢水肿、黄疸（皮肤黄染）等症状，如肝功能异常不能得到及时纠正，患者可能逐渐发展为肝纤维化、肝硬化、肝大、脾大、食管-胃底静脉曲张、门静脉高压，甚至肝癌。部分患者可出现急性暴发性肝衰竭，此时患者应考虑行紧急肝移植。

（二）神经系统症状

1. 帕金森综合征　动作缓慢和步态异常。

2. 运动障碍　扭转痉挛、手足徐动、舞蹈症状、步态异常、共济失调等。

3. 口-下颌肌张力障碍　流涎、讲话困难、声音低沉、吞咽障碍等。

（三）神经-精神症状

神经-精神症状可以多样化，抑郁症状最为常见。

1. 神经症　患者可表现为焦虑、恐惧、易怒、人格改变、反社会行为等。

2. 智能下降　记忆力下降、注意时间缩短等。老年患者可出现轻微的精神病样表现，如进行性的人格解体。

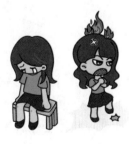

二、肝豆状核变性患者的首发症状有哪些？

肝脏病变是肝豆状核变性患者最常见的首发症状，也是患者最主要的死亡原因之一。明确的肝脏病变可能较神经系统症状早10年出现，且大多数出现神经系统症状的患者均有不同程度的肝脏受累。文献报道目前肝豆状核变性导致肝硬化的最小患者为 3 岁。对 3~45 岁未明原因的肝异常患者须考虑是否患有肝豆状核变性。

三、肝豆状核变性导致眼部异常有哪些表现？会影响视力吗？

眼部异常主要包括角膜色素环（K-F 环）、向日葵状白内障。其中 K-F 环是肝豆状核变性的重要体征（阳性率 95% 以上），在角膜与巩膜交界处的角膜内表面呈绿褐色或暗棕色，是铜在角膜内后弹力层发生颗粒状沉积而形成，通常不影响视力，仅通过裂隙灯检查发现，经过药物治疗或肝移植治疗后，上述眼部异常可恢复正常。

四、为什么铜代谢障碍会引起骨质疏松？

由于铜离子长期沉积在肾脏而出现肾性糖尿、微量蛋白尿和氨基酸尿，进而引起骨质疏松，严重者可导致骨折。

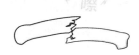

第三节 预防和治疗

一、家族里有人得了肝豆状核变性应怎样避免遗传给后代?

最主要的措施是筛选隐性致病基因的携带者,从而指导其婚姻与生育,减少携带者在人群中的繁衍。

二、肝豆状核变性的治疗原则是什么?

低铜饮食,使用药物,减少铜的吸收和增加铜的排出。

三、什么是低铜饮食?

低铜饮食中铜的含量尚无明确规定,成人患者每天饮食中铜的含量不超过1~1.5mg,小儿全天供铜应在1mg以内。

四、哪些饮食含铜较高?

坚果类、巧克力、豌豆、蚕豆、玉米、香菇、贝类和螺类、蜜糖、动物肝和血等,正常饮用水中也含有铜。

五、推荐肝豆状核变性患者食用的食物有哪些?

蛋白质是构成组织和修复细胞的重要物质,还有保护肝的功能,高氨基酸、高优质蛋白饮食能促进尿铜排泄。

1. 主食 精白米、精面。
2. 蔬菜类 萝卜、藕、芹菜、小白菜、马铃薯。
3. 肉类 瘦猪肉、瘦鸡肉、鸭肉(去皮去油)等。
4. 水果类 橘子、苹果、桃子等。

5. 此外，还有蛋清、牛奶等。

六、治疗肝豆状核变性的药物有哪些？

（一）D- 青霉胺

为本病的首选药物。该药是铜的螯合剂，促使铜自组织沉积部位清除，在肝中可与铜形成无毒复合物，消除游离状铜的毒性。成人每天 1~1.5g 口服；儿童每天 20mg/kg，每天 3 次。首次使用需做青霉素皮试。

（二）四硫代钼

四硫代钼可减少铜的吸收。

（三）其他络合剂

三乙基四胺疗效及药理作用与 D- 青霉胺基本相同，成人每天 1.2g 口服；二巯基丁二酸钠为含双巯基的低毒高效重金属络合剂，促进铜的排泄。

七、肝豆状核变性疾病药物治疗的注意事项有哪些？

药物治疗期间应严格进行监测，如 24 小时尿酮、血常规、尿常规、肝肾功能、凝血功能等，目的在于观察临床症状及观察生化指标的改善，及时发现并发症和药物不良反应。

八、肝豆状核变性的辅助治疗药物有哪些？

药物治疗过程中为防止缺钙和缺磷引起骨骼变薄，需补充钙和维生素 D_3。使用 D- 青霉胺时，易引起维生素 B_6 和锌的缺乏，需注意补充。

九、肝豆状核变性患者发生肌强直和 / 或肌肉震颤应如何处理？

肌强直及震颤可用盐酸苯海索或盐酸美金刚，症状明显者可用多芭丝肼和卡左双多巴。

十、肝豆状核变性患者出现精神症状该怎么办?

1. 安全管理　24 小时陪伴，确保患者安全，避免发生自伤及伤害他人的情况。

2. 药物治疗　在医生指导下给予抗精神病药，智力减退可用促智药。

十一、何种情况下肝豆状核变性患者需要手术治疗?

严重脾功能亢进患者可行脾切除术，治疗无效的严重病例也可考虑肝移植。

第四节　特殊情况

一、肝豆状核变性患者居家安全需注意的事项有哪些?

1. 对于有锥体外系症状的患者应注意预防跌倒。

（1）重在预防：24 小时贴身陪伴，穿防滑的鞋子，避免裤腿过长，尽量使用坐便器，选择适当的助行器等。

（2）发生跌倒：原则上不随意搬动患者，可通过呼喊判断患者意识，检查患者是否发生骨折，是否有皮下血肿、外伤等，如患者主诉无特殊不适，可缓慢将患者移至床上，必要时送往医院进一步检查和处理。

2. 对于有精神症状的患者注意防自伤、伤人、走失等。

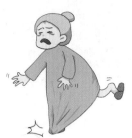

3. 对于有食管 - 胃底静脉曲张患者除低铜饮食外还应注意进软食，避免因进食坚硬食物导致胃底静脉破裂而出现消化道大出血。

二、肝豆状核变性会遗传吗?

肝豆状核变性为常染色体隐性遗传，不会每一代都发病，但对于有生育要求的患者，建议其进行产前诊断，患者父母若均正常，则他们都是杂合基因携带者，表示有隐性致病基因，但未发病，生育的子女中，不分男女，有 25% 的可能性会患病，25% 为正常，另外一半为杂合基因携带者。杂合基因携带者应禁忌与杂合基因携带者结婚，以免其子女发病。产前检查若发现有基因突变，应考虑终止妊娠，从而可杜绝肝豆状核变性患者的来源。

（杨蕊　鲁建英）

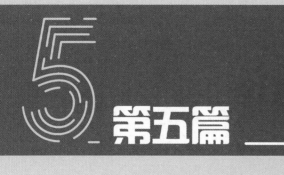

第五篇

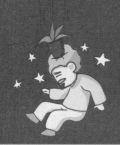

漫话发作性疾病

第一章

漫话癫痫

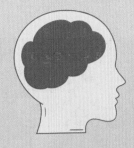

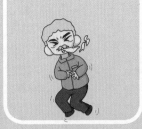

第一节　基础知识

一、什么是癫痫？老百姓俗称的"羊角风""羊癫疯"同癫痫是一回事吗？真的和"羊"有关吗？

癫痫即老百姓俗称的"羊角风"或"羊癫疯"，是大脑神经元突发性异常放电，导致短暂的大脑功能障碍的一种慢性疾病，具有发作突然、短暂、反复的特点。所以，癫痫这种疾病与"羊"基本上是没有关系的，并不是从羊身上感染的，吃羊肉、接触羊都是不会感染癫痫这种疾病的，即便是癫痫患者常规情况下吃羊肉、接触羊也是不会导致癫痫发作的。

二、为什么会得癫痫？

先天性脑发育异常、脑部肿瘤、头外伤（如车祸、高空坠落、脑部手术后、出生时使用产钳）、出生时缺氧、中枢神经系统感染（如各种脑炎、脑膜炎、神经梅毒）、卒中、寄生虫感染（如猪肉绦虫、血吸虫寄生在脑部）、遗传代谢性疾病、神经系统变性疾病（如老年痴呆、帕金森病）等均可能导致癫痫。

三、哪些情况可能引起癫痫患者癫痫发作？

有些癫痫患者每次发作是由某种特定因素引发或在某种特定情况下发生，如睡眠不足、发热、压力大、突发精神刺激、高强度运动、月经、怀孕、酒精摄入过量、疲劳、闪光刺激等都可能引起癫痫患者的癫痫发作，因此在日常生活中癫痫患者需要保持健康的生活方式，对可引起发作的情况要注意避免，不可避免的可引起发作的情况下要多关注患者，以便患者出现癫痫发作时及时处理。

四、什么样的人更容易患癫痫？

各个年龄段的人都可能患癫痫这种疾病。儿童患癫痫的比例较成人高，但进入老年期，一般 65 岁以后，由于脑血管病、老年痴呆和神经系统疾病增多，老年人患癫痫的比例又有一定升高。

五、全身抽搐就一定是癫痫吗？

全身抽搐不一定就是癫痫，很多其他疾病或原因都可能导致患者有肢体或全身抽搐的表现，比如低血糖、低钙血症、感染、高热性惊厥、酒精戒断、抽动症、短暂的脑缺血发作患者及部分精神障碍患者都有可能出现类似癫痫的肢体或全身抽搐。所以还需根据患者的病史及脑电图、头部磁共振等多种检查来确认是否是癫痫。

六、患者并没有出现身体或肢体抽搐，为什么就被诊断成癫痫了呢？

癫痫有许多类型，不同类型癫痫发作表现形式不同，既有肢体或全身抽搐这种表现形式，也有突然发呆，身体感觉异常，类似于肢体触电样不自动运动，视觉、味觉、嗅觉、听力改变，情绪改变，突然意识丧失、动作停止、手中物体掉落，出现机械重复动作，突然跌倒、低头或者胳膊下垂等表现形式，而这些表现形式的癫痫发作都没有出现肢体或全身抽搐，但也是癫痫疾病中的一种。一般情况下，是不是癫痫主要是看患者出现不正常表现的原因是不是由大脑神经元不正常放电引起的。患者不发作时一般表现正常，与常人一样。

七、诊断癫痫需要做哪些检查？

确定是否是癫痫这种疾病一般需要做常规脑电图检查，包括常规头皮脑电图、长程视频脑电图，以确定患者大脑神经元放电是否产生了癫痫波；还要做大脑磁共振或 CT，检查患者大脑有无肿瘤、脑梗死、出血灶及其他结构异常；有时还需要做肌电图、头颅 PET-CT、自身免疫性脑炎相关抗体检查、代谢相关检查、神经心理学检查、血糖检查、基因检查、腰椎穿刺等，以排除其他疾病或情况。

八、癫痫会传染吗？

就目前现有的医学认知，癫痫是不会传染的。

九、癫痫会遗传吗？

如果是与某些基因相关的癫痫或者有血缘关系的家族中患癫痫的人比较多，其下一代的患病风险会增加，但如果是由脑外伤、肿瘤、中风等继发情况引起的癫痫，一般情况下是不会遗传的。

第二节 疾病危害

一、癫痫会危害患者的身体吗?

由于癫痫患者经常会无法自我控制地突然发作,且这种发作可以发生在任何时间、任何地点、任何环境下,因而患者因癫痫发作而容易出现摔伤、烫伤、溺水、交通事故等。因此,癫痫患者不要在高处活动,小心使用电器,不要独自在水边,不要独自外出等,并为患者随身佩戴健康信息卡,简要说明患者疾病情况和发作时紧急处理措施、家属联系电话等。

二、癫痫会影响患者的智力吗?

癫痫发作时可能会造成大脑的缺血缺氧,癫痫长期频繁发作可能会导致患者出现认知障碍,主要表现为患者记忆障碍、智力下降、性格改变等,最后逐渐丧失工作能力甚至生活能力,但并不是所有癫痫患者都会出现上述情况。

三、癫痫患者可能出现的精神心理改变有哪些?

癫痫病作为一种慢性疾病,虽然短期内对患者没有多大的影响,但是长期频繁的发作可对患者的身心、智力造成严重影响。癫痫患者经常被社会所歧视,在就业、婚姻、家庭生活等方面遇到困难,患者精神压抑,身心健康受到很大影响,但患者及家属要了解该病并无特殊性,要积极对待。

四、癫痫会影响男性性功能或生育吗?

癫痫发作对男性生殖具有一定的影响,癫痫反复发作在一定程度上会引起与男性生殖相关的内分泌紊乱,可能会出现性欲低下、勃起功能障碍及睾丸萎缩等,还可能影响精子的正常发育,例如造成精子畸形,影响精子的活力、功能、质量等;但癫痫发作对男性性功能及生育的影响因人而异,每个人的所受影响的程度是不同的。与生殖相关的内分泌激素紊乱不仅引起生殖功能障碍，而且可能会加剧癫痫发作，形成恶性循环，所以预防癫痫、控制癫痫发作就变得十分重要。

五、癫痫会导致女性内分泌失调吗？

女性癫痫患者发生内分泌紊乱、多囊卵巢综合征的概率增加，尤其在服用苯巴比妥、苯妥英钠、丙戊酸钠、卡马西平等抗癫痫药物时，雌激素、孕激素失调可能更为明显，当患者出现月经周期紊乱、闭经、不育、性功能障碍、多囊卵巢综合征等情况时，需注意关注患者身体状况，咨询医生是否调整用药。

六、服用抗癫痫药物会让患者容貌发生改变吗？

长期使用苯妥英可导致皮肤多毛症和齿龈增生，应尽可能避免长期使用。

七、服用抗癫痫药物会影响患者的智力吗？服用抗癫痫药物一般会产生哪些不良反应？

某些抗癫痫药物会影响患者的中枢神经系统，因此可能会影响患者的思维、记忆、智力等。所有的抗癫痫药物都可能产生不良反应，因此在临床护理工作及随访中应密切了解患者的用药情况及不良反应。最常见的不良反应包括对中枢神经系统的影响，如患者会有镇静、思睡、头晕、共济障碍、认知障碍、记忆力减退等；对全身多系统也可能产生一定的影响，例如造成血液系统、消化系统、体重、生育、骨骼健康等方面的问题，也可能会有过敏反应；有些患者还会出现情绪低落、抑郁、有想伤害自己的想法，甚至自杀倾向，应当注意患者的行为、情绪改变，必要时咨询医生。

第三节 预防和治疗

一、如何预防癫痫呢?

1. 优生优育,禁止近亲结婚。怀孕的头 3 个月,一定要远离辐射,避免病毒和细菌感染。规律进行孕前检查,分娩时避免胎儿缺氧、窒息、产伤等。

2. 小儿发热时应及时就诊,避免发生高热惊厥,损伤脑组织。还应看护好小儿,避免其发生头外伤。

3. 青年人、中年人、老年人应注意保证健康的生活方式,以减少脑炎、脑膜炎、脑血管病等疾病发生,注意安全,防止交通事故造成头部损伤。

二、日常生活中怎样才能避免癫痫患者的发作?

为避免或减少日常生活中癫痫患者的发作,应做到以下几点:

1. 生活规律,按时休息,保证充足睡眠,避免熬夜、饥饿、暴饮暴食、疲劳等,避免长时间看电视、打游戏等,避开高温环境和防烫伤,独自在家不能锁门。

2. 饮食清淡,多食蔬菜、水果,避免咖啡、可乐等兴奋性饮料及辛辣食物,戒烟、戒酒。避免服用含有咖啡因、麻黄碱的药物。青霉素类或喹诺酮类药物有时也可诱发癫痫患者的发作。

3. 按时、按量规律服药,不可自行改变剂量或停服,定期门诊随诊。

三、出现类似于癫痫症状的人必须去医院治疗吗?可不可以自己吃点抗癫痫药缓解?

当癫痫诊断明确时应开始抗癫痫药物治疗,除非一些特殊情况需与患者或监护人进行讨论并达成一致;医生会尽可能依据癫痫的类型选择抗癫痫药物,如果癫痫诊断不明确,医生会根据癫痫发作类型作出决定。

1. 是否开始使用抗癫痫药治疗需要与患者或其监护人进行充分的讨论,衡量风险和获益后决定，讨论时要考虑患者癫痫的类型及预后。

2. 通常情况下，第 2 次癫痫发作后推荐开始用抗癫痫药物治疗。

3. 虽然已有 2 次发作，但发作间隔期在 1 年以上，可以暂时推迟药物治疗。

4. 以下情况抗癫痫药物治疗需要在第一次无诱因发作后开始，并与患者或监护人进行商议：

（1）患者有脑功能缺陷。

（2）脑电图提示有明确的痫样放电。

（3）患者或监护人认为不能承受再发一次的风险。

（4）头颅影像检查显示脑部结构损害。

四、癫痫发作时嘴里塞"瓢羹"、掐人中、按四肢是保护患者、控制发作的正确做法吗？此时应该怎样来帮助患者？

这种做法是不正确的。当患者癫痫发作时，应帮助患者解开衣领、腰带，将患者的头偏向一侧，保持呼吸通畅；在患者的关节部位、头部垫上衣物，防止磕伤、擦伤；搬离患者周围的物品；不要强压患者的身体，以免发生骨折或脱臼；不要掐患者人中；不要向患者口中塞物体或强行掰开牙齿；记下癫痫发作时患者的具体行为表现和发作开始的时间、发作持续的时间，如果出现需要入院急救的情况，及时拨打急救电话。

五、癫痫患者上学、工作、独自外出等情况下应该注意什么？

癫痫患者应禁止驾驶汽车；禁止在海边或江河里游泳；不宜在高空作业、在井下工作，不宜操作机器等。

六、癫痫可完全治愈吗？

癫痫患者经过正规的抗癫痫药物治疗，约 70% 患者其发作是可以得到控制的，其中 50%~60% 的患者经 2~5 年的治疗是可以痊愈的，患者可以和正常人一样地工作和生活。手术治疗和神经调控治疗可使部分药物难治性癫痫患者的发作得到控制或治愈，从一定程度上改善了难治性癫痫的预后。

七、目前癫痫的治疗手段有哪些?

(一)内科治疗

内科治疗主要有抗癫痫药物治疗和针对 15 岁以下的儿童难治性癫痫的生酮饮食治疗。抗癫痫药物治疗是癫痫治疗最重要和最基本的治疗,也往往是癫痫的首选治疗方法。目前现有抗癫痫药物都是控制癫痫发作的药物,所以对于仅有脑电图异常没有癫痫发作的患者应当慎用抗癫痫药物。

(二)外科治疗

外科治疗主要包括切除性手术、离断性手术、姑息性手术、立体定向放射治疗术、立体定向射频毁损术、神经调控手术等。

八、被诊断为癫痫的患者需要终身服药吗?

癫痫患者在经过抗癫痫药物治疗后,60%~70% 可以实现无发作。通常情况下,癫痫患者如果持续无发作 2 年以上,就存在减药或停药的可能性,但是否减药或停药、如何减药或停药,医生还需要综合考虑患者的癫痫类型、病因、发作类型、分类、既往治疗反应以及患者个人情况等,仔细评估停药后复发的风险,确定减药或停药复发风险较低时,并且与患者或其监护人充分沟通减药与继续服药的风险与效益比之后,可考虑开始逐渐减用或停用抗癫痫药物。

九、吃一种抗癫痫药物效果不好,多吃几种效果会不会好些?

一般情况下首先会单独服用一种抗癫痫药物进行治疗,如果癫痫发作控制得不好,会采用 2 种或 2 种以上的药物进行治疗,但一定是"合理的多药治疗"。合理用药就要考虑不同抗癫痫药物的作用机制是不是一样的,不同的药物之间会不会有影响,不同的药物服用后会不会对身体有所影响,会不会产生或加重不良反应等。所以,不可随意服用抗癫痫药物,不可随意加减抗癫痫药物的种类和服用的量,一定要在专业医生的指导下,根据医嘱服用抗癫痫药物。

十、已行手术治疗的癫痫患者，还需要服用抗癫痫药物吗？

癫痫患者外科手术治疗后仍应当继续服用抗癫痫药物，并应做好患者的早期随访和长期随访。早期随访主要关注癫痫控制效果、手术并发症、药物治疗方案和药物不良反应，长期随访重点做好药物疗效观察和患者生活质量变化。术后完全无发作需要 2~3 年，根据复查情况在医生指导下逐渐减药。

十一、癫痫患者已经不再发病，是不是就可以不再吃抗癫痫药物了？

癫痫患者是否可以停药取决于癫痫发作情况，如果 2 年未发作，可在医生指导下逐步减药至停服。此外，一些儿童癫痫患者在成年后会停止发作，可不再服药，但绝不可自行改变用药方案或停药。

十二、口服抗癫痫药物会导致育龄期女性不孕不育吗？

大多数女性癫痫患者是可以健康怀孕的。对癫痫进行了有效控制且可能减停药物的女性患者，建议在停止抗癫痫药物 6 个月后考虑备孕，如果不能停药，准备怀孕前需要咨询医生根据发作类型和不良反应调整用药方案、减少剂量或药物数量，尽量不用可能导致胎儿畸形的药物，不推荐继续服用丙戊酸钠、苯妥英钠、苯巴比妥；无论能不能健康怀孕，女性患者一定要规律长期服药，不能自行停药；已经怀孕或正在备孕的女性需要增加叶酸服用剂量，从怀孕前 3 个月开始服用，每天 5mg 或根据医嘱服用。

第四节 特殊情况

一、为什么需要做长程视频脑电监测？

长程视频脑电监测对人体无害，可以帮助了解病情、进行诊断和术前评估、评价药物治疗效果。

二、长程视频脑电监测的注意事项有哪些？

为了保障长程视频脑电监测的检查质量及患者安全，为患者提供更好的治疗及护理，以下是一些相关的注意事项：

（一）饮食

检查当日，新入院患者应于上午 10：00 前进食早餐，早餐后禁食、禁饮，非新入院患者无须抽血，可按个人情况常规饮食；新入院患者抽血后及非新入院患者检查全程应常规进食，但不能持续不断地吃零食。

（二）活动与排便

检查全程患者限制在床上活动；陪伴人员及患者家属禁止拍打和按摩患者；检查全程必须做到患者头部暴露、不被遮挡；患者夜间休息时，请勿关灯，还要避免病床之间的隔断帘拉得过于严密而遮挡摄像视野；患者于床上时请保持床挡拉起、固定；患者如有排便需要，仅可于床上及床旁排便，不能将电极取下如厕。

（三）保证长程视频脑电监测的摄像质量

1. 不随意移动检查床。

2. 家属和陪伴人员不坐患者床沿，不能与患者同睡。

3. 检查全过程患者不能使用任何电子设备。

4. 陪伴人员、患者家属不能在患者床旁使用任何电子设备。

5. 患者、陪伴人员及家属等任何人不可在床旁接听电话或于床旁为电子设备充电。

6. 患者、陪伴人员及家属等非医务人员不可按压头部电极，任何人不得玩弄电极线。

（四）癫痫发作时的注意事项

1. 立即掀开被子露出全身。

2. 陪伴人员、患者家属站在患者侧面或后面提供适当保护，防止患者受伤、坠床等，但不可遮挡摄像视野，妨碍摄像质量。

3. 呼叫患者姓名，观察患者意识状态。

4. 发作时切勿强行按压患者肢体及撬开患者口齿。

5. 冷静呼叫医护人员到床旁，以便进一步处理。

6. 将发作时间、发作时患者的表现记录于床旁的记录表内。

（五）长程视频脑电监测电极的去除

1. 去除电极时，可先用温湿毛巾将固定电极的胶布完全湿润，待胶布松动后，沿胶布源头一层层撕脱胶布。

2. 撕脱胶布时应动作轻柔，避免用力撕拉，防止患者皮肤、毛发撕脱损伤。

3. 禁止用力及强行撕扯电极及电极导线。

4. 去除电极后，请将胶布丢入垃圾袋内，请勿随意丢弃，保持病室整洁、卫生。

三、癫痫患者为什么要采用生酮饮食？

生酮饮食是含有高脂肪、低碳水化合物和适当蛋白质的饮食。这一饮食疗法用于治疗儿童难治性癫痫已经有几十年的历史，虽然这种疗法抗癫痫的机制目前还不清楚，但是其有效性和安全性已得到了公认。生酮饮食由于特殊的食物比例配制，开始时较难坚持，但如果癫痫发作控制后，患者多能良好耐受。

生酮饮食主要适用于以下情况：

1. 难治性儿童癫痫　适用于年龄为 15 岁或小于 15 岁儿童、各种发作类型的难治性癫痫患者。

2. 葡萄糖转运体 -1 缺陷症　由于葡萄糖不能进入脑内，会导致癫痫发作、发育迟缓和复杂的运动障碍。

3. 丙酮酸脱氢酶缺乏症　丙酮酸盐不能代谢或乙酰辅酶 A 导致严重的发育障碍和乳酸酸中毒。

但是，需要注意的是，患有脂肪酸转运和氧化障碍的患者禁忌使用该种治疗方法。

四、生酮饮食治疗需要注意些什么？

1. 治疗前需要进行全面临床和营养状况评价　在开始生酮饮食前，需要全面详细地了解患者的病史，进行体格检查，特别是要了解患儿的饮食习惯，给予记录、存档，评价癫痫发作类型、排除生酮饮食的禁忌证；估计易导致并发症的危险因素；完善相关检查。

2. 选择合理食物开始治疗　首先禁食 24~48 小时，监测患儿的体温、脉搏、呼吸、血压等各项生命体征，还需监测患儿微量血糖、血酮、尿酮，如果患儿血糖 <2.2mmol/L 或血酮 >3.0mmol/L，则可以开始进行生酮饮食。食谱中食物中的脂肪与"蛋白质＋碳水化合物"的比例为 4：1。

3. 正确处理治疗初期的常见问题　早期常见的不良反应包括低血糖、过分酮症、酮症不足、恶心、呕吐、困倦或嗜睡、癫痫发作增加，也可出现治疗无效等，需要对症处理。

4. 随访　在开始的阶段医生应与家属保持较密切的联系，稳定后 3~6 个月随访一次。随访的项目包括对患儿营养状况的评估，根据身高、体重和年龄调整食物热量和成分，监测不良反应，进行必要的检查。

5. 停止生酮饮食　如果治疗无效，应逐渐降低生酮饮食的比例，所有摄入食物中的脂肪与"蛋白质＋碳水化合物"比例由 4：1 降至 3：1，再逐渐降至 2：1，直到酮症消失。如果有效，可维持生酮饮食 2~3 年。对于葡萄糖载体缺乏症、丙酮酸脱氢酶缺乏症和结节性硬化的患者应适当延长治疗时间。对于发作完全控制的患者，80% 的人在停止生酮饮食后仍可保持无发作。

五、癫痫患者什么情况下需要立即进行入院急救？

癫痫发作类型多样，如果不严重可以发作后择期就诊，但如果患者有以下情况，需要迅速到急诊科就诊：癫痫发作时间持续 5 分钟以上；癫痫发作停止后，患者的呼吸和意识未恢复正常；一次癫痫发作后紧接着发生第二次；发热或者高热惊厥；怀孕；发作时受伤。

六、女性癫痫患者需要注意哪些问题？

（一）抗癫痫药与有效避孕

有些抗癫痫药会降低避孕药的效果，口服避孕药会和这部分抗癫痫药相互作用，应尽量避免使用此类药物，如果要使用，则需要提高避孕药剂量，根据避孕药和抗癫痫药类型的不同处理方式会有差异。

（二）生育期

重视癫痫女性患者的生育功能是提高患者生活质量的重要环节之一。对于尚未生育的患者应尽量避免使用可能影响生育功能的药物，如丙戊酸类药物。建议准备生育的癫痫患者在医生的指导下计划妊娠。

（三）孕前咨询

告知患者癫痫发作及抗癫痫药对妊娠及胎儿的影响。妊娠期使用某些药物可能对癫痫女性患者的后代智力发育造成影响，尤其是苯巴比妥和丙戊酸。目前尚无足够的证据来评估新型抗癫痫药，如加巴喷丁、左乙拉西坦、噻加宾、托吡酯、氨己烯酸的致畸性。大剂量丙戊酸（每天超过800mg）治疗及联合丙戊酸的多药治疗，致畸风险明显增加；告知患者补充叶酸和维生素K的必要性。如果孕妇或其配偶有癫痫疾病，尤其是有特发性癫痫及相关遗传病家族史者，应当进行遗传咨询。

（四）怀孕期间的注意事项

孕妇除定期进行产科检查外，还应定期就诊于癫痫专科门诊；根据临床发作情况及时调整抗癫痫药的剂量，尽量减少和避免发作，尤其是全身抽搐的大发作。就目前现有的医疗证据，局灶性发作、失神以及肌阵挛等小发作不会影响怀孕期间的胎儿，除非患者跌倒或者受到了伤害；如果怀孕期间发作控制不佳，要充分考虑到与怀孕相关的因素的影响，如剧烈呕吐、依从性差等；怀孕16~20周时应该对胎儿进行详细的超声检查，及时发现可能存在的畸形。

（五）妊娠癫痫妇女孕期需要做的检查

常规孕期检查、超声检查、血液检查，规律检查血药浓度，因为怀孕期间血药浓度容易波动而引起发作，建议孕妇每3个月根据血药浓度结果调整用药剂量，可能需要增加药物剂量。

（六）癫痫患者的分娩

应当由产科医师与癫痫专科医师共同诊疗妊娠癫痫患者。大部分癫痫产妇都能正常分娩,但是疼痛、压力、睡眠不足、过度换气等因素都增加了分娩期发作的危险;建议应当在配备有孕妇及新生儿复苏条件、紧急处理产妇癫痫发作的相应专业人士、设备的产科监护室内进行分娩;分娩过程中及分娩后应该按时、按量服用抗癫痫药,如果不能及时口服抗癫痫药,应该通过其他途径给予足量抗癫痫药;在分娩过程中,一旦出现癫痫发作,应该尽快采取措施终止发作,可选用地西泮或劳拉西泮静脉注射;如果发作持续,应该按照癫痫持续状态处理,同时采取措施尽快结束分娩,并做好新生儿抢救准备。

（七）孕期癫痫发作对胎儿的影响

孕期癫痫发作可能会伤害胎儿,如摔倒、惊厥性癫痫发作时胎儿宫内缺氧。此外,部分患者孕期发作频率会增加。

（八）新生儿出生后的注意事项

抗癫痫药可致维生素 K 缺乏:服用具有肝酶诱导型抗癫痫药患者的新生儿容易出现维生素 K 缺乏,孕妇在孕后期一个月可以每天服用维生素 K10mg,新生儿出生后肌注维生素 K 防止出血。产后 3 天要注意血药浓度监测。

（九）癫痫患者哺乳的注意事项

绝大多数抗癫痫药物可以通过乳汁分泌,但是乳汁中抗癫痫药的浓度相对比较低,目前普遍认为母乳喂养利大于弊,提倡母乳喂养。对于绝大多数服用抗癫痫药的妇女来说,哺乳相对是安全的,应当鼓励母乳喂养,但服用可在体内蓄积的药物不建议哺乳,尽量使用可控制癫痫发作的最小剂量和选择母乳通过率较低的药物,咨询医生根据病情和用药类型考虑是否可以母乳喂养,并注意婴儿的不良反应,如易激惹、睡眠不良、体重减轻或镇静、肌张力降低、吸吮无力、进食困难等现象。对于哺乳期的女性患者注意保持充足睡眠,可以用吸奶器将母乳储存以增加产妇休息时间,避免过度劳累。

（十）婴儿保护

为了防止产妇癫痫发作时婴儿受伤,给婴儿换尿布等操作时应将婴儿放在低处以免坠落受伤,给婴儿洗澡时需要有人陪伴,以免发生婴儿溺水等。

（十一）更年期女性癫痫患者的注意事项

女性癫痫患者绝经期较正常女性提前,注意更年期卫生,多参加体育运动和锻炼,适当补充 B 族维生素、维生素 E,老龄、绝经和部分抗癫痫药还会引起骨质疏松,注意补钙和维生素 D,对更年期女性推荐使用无肝酶诱导作用的药物,常规检测骨密度。

七、儿童癫痫患者服用抗癫痫药物的注意事项有哪些？

儿童选用抗癫痫药治疗的原则与成人基本相同，但要注意以下特点：

1. 儿童生长发育快，如果儿童体重在标准体重范围内，医生会根据儿童的体重计算每天给药量；如果儿童体重超重或是低于标准体重，医生会参照标准体重，并结合临床疗效和血药浓度调整用药剂量。

2. 新生儿和未满周岁的小婴儿肝和肾发育尚未完全成熟，对药物的代谢和排泄能力差，药物在体内存留时间长，容易蓄积中毒；1~3 岁的婴幼儿至 6~7 岁的儿童体内药物代谢速率快，在体内存留短，因此会定时抽血，检测血液内的药物浓度，以便医生根据临床疗效调整剂量。

3. 需要注意观察药物不良反应，根据医嘱定期查肝功能、血常规等，尤其应注意年龄小于 2 岁或有遗传代谢病的儿童服用丙戊酸钠会增加肝脏损害的危险性。

4. 儿童首次发作后是否开始抗癫痫药治疗需要考虑癫痫的病因、发作类型等。一些婴儿癫痫初次密集发作，可以暂不用抗癫痫药，继续观察，如果 24 小时后再出现发作，才会开始用抗癫痫药治疗；某些儿童良性癫痫，间隔很久的时间才第二次复发，也不一定急于用抗癫痫药治疗。但如导致癫痫发作的病因持续存在，第一次发作后就会给予抗癫痫药治疗，如有明确的围产期脑损伤病史。

5. 儿童正处于生长发育和学习的重要阶段，在选择抗癫痫药时，应充分考虑到对患儿认知功能的影响，在用药过程中应注意观察，如药物对患儿认知功能产生严重影响，医生会权衡利弊，并同监护人商讨，必要时会更换药物。

6. 有些儿童期特殊的癫痫性脑病，如婴儿痉挛症（West 综合征）、伦诺克斯 - 加斯托（Lennox-Gastaut）综合征、获得性癫痫性失语（Landau-Kleffner 综合征）等，除用抗癫痫药治疗外，还可能会选用肾上腺皮质激素、生酮饮食等特殊治疗方法。

7. 对于患线粒体病、有机酸血症合并癫痫、阿尔珀斯（Alpers）病合并癫痫的患儿，丙戊酸钠易引起肝损害，尽量不选用。

八、老年癫痫患者服用抗癫痫药的注意事项有哪些？

老年癫痫患者的治疗包括两个方面，一是针对病因的治疗，二是抗癫痫药物治疗。老年癫痫患者选择抗癫痫药治疗的基本原则与青年人一致，但应该特别注意以下几点：

1. 老年人由于生理或病理变化，通常对抗癫痫药较敏感，一般尽可能缓慢加量、维持较低且有效的治疗剂量，血内的药物浓度监测也会加强。

2. 老年癫痫患者多合并慢性病，如高血压、糖尿病、心脏病、高血脂等，需服用其他药物的情况很常见，使用抗癫痫药物时，医生会全面考虑各种药物之间的相互作用，合理使用药物。

3. 老年患者，尤其是绝经后女性患者容易出现骨质疏松，建议尽可能避免使用苯巴比妥、卡马西平、丙戊酸钠等抗癫痫药，并应补充维生素 D 和钙剂。

（卫丹　马雪萍）

第二章

漫话癫痫持续状态急救

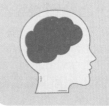

第一节 基础知识

一、什么是癫痫持续状态?

癫痫患者全身抽搐,四肢强直,呼叫无反应超过5分钟,或者5~30分钟内2次发作,间歇期呼叫或拍打患者无回应。

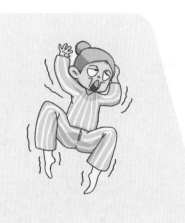

二、癫痫持续状态发作时是什么样的?

(一)先兆

发作前期患者可有或无先兆,常见有胸闷、胳膊或腿部麻木、头晕、错觉或幻觉出现,仅维持数秒至1分钟,继之出现意识丧失。

(二)发作情况

一般出现肌肉强直、阵挛,高热,呼吸加快,瞳孔散大,在发作间歇期拍打或呼叫患者无应答。常伴随舌咬伤、肩关节脱位等外伤的发生,或神志不清楚、自主活动减少、说话缓慢等表现。

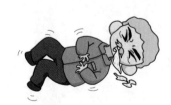

三、哪些因素容易导致癫痫持续状态？

（一）不规律服药

突然停药或减药、多次漏服药物、自行停药、随意变更药物的种类或剂量。

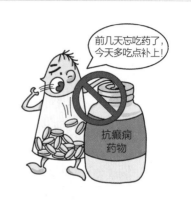

（二）脑器质性病变

脑部外伤、脑部肿瘤、颅内感染等。

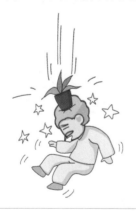
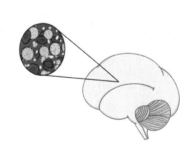

（三）自身因素

癫痫患者发热、全身感染、精神高度紧张、饮酒、过度疲劳等。

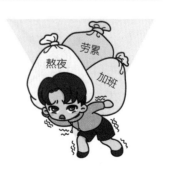

四、必不可少的癫痫影像学检查有哪些?

头颅影像学检查即俗称的"拍片子",是为了明确有无导致癫痫发作的颅内结构或功能性病变,在癫痫持续状态诊治中发挥着重要作用,具体包括以下几项:

（一）头颅 CT 检查

头颅 CT 检查是最广泛、最容易进行的检查项目,对出血和钙化显示较好,但对脑部结构分辨率不高,因此对没有禁忌证的患者,可选择头颅 CT 检查。

（二）头颅 MRI 检查

矢状位、冠状位、倾斜冠状面（海马成像）检查。注意事项如下:

1. 勿佩戴金属物品及磁性物件（钥匙、手机、助听器、项链、耳环、硬币等）。

2. 有心脏起搏器、动脉瘤术后体内有金属夹的患者,严禁接受此项检查。

3. 妊娠患者及体内有其他金属植入物、异物或避孕环的患者,请于检查前告知检查室医务人员。

（三）SPECT

了解癫痫患者发作期和发作间期的脑血流和脑代谢情况。注意事项如下:

1. 禁食、禁糖 6 小时以上。血糖会影响检查,糖尿病患者应先用药将血糖降至正常。

2. 检查后多喝水,可以促进辐射物排出。

3. 妊娠期、哺乳期患者,一般不建议做该项检查。

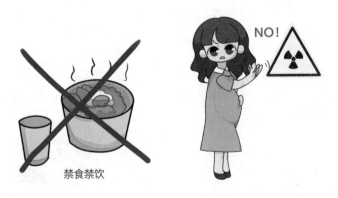

禁食禁饮

第二节 疾病危害

癫痫持续状态的危害有哪些?

大多数癫痫持续状态是神经科急症,发作时间长且难以控制,未采取有效的措施极易导致死亡或大脑损害不能恢复。其致残率可达 39%~59%,主要表现为不同程度的智力下降。

第三节 预防和治疗

一、如何预防癫痫持续状态的发生?

1. 积极治疗原发疾病,如卒中、脑炎、脑外伤、中枢神经系统感染等。

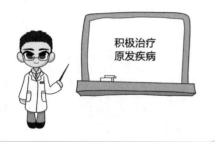

积极治疗原发疾病

2. 按时、按剂量服用抗癫痫药物,切勿漏服、不服药。

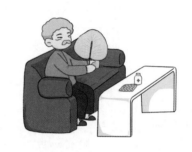

3. 增强免疫力,预防感染。

4. 避免高热惊厥。

5. 家属应安抚患者,使患者心情保持愉悦、平稳,同时避免过度疲劳和压力过大。

保持良好心情

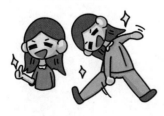

6. 饮食应清淡,营养均衡,戒烟、酒。

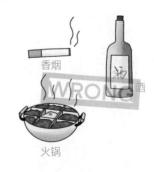

香烟　酒

WRONG

火锅

二、癫痫持续发作时如何快速控制抽搐?

当患者在院内发作时,医护人员对患者使用镇静药物(如地西泮等)以迅速控制抽搐。

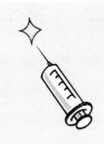

三、癫痫持续发作时,如何保护大脑?

患者癫痫持续发作时一旦出现持续的高热,患者的脑组织代谢活动加快,颅内血压也明显上升。此时,对患者脑组织保护的主要方式就是物理降温,如在大血管位置放置冰块、温水擦浴等。

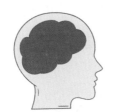

高热时,患者的脑组织代谢
活动加快,颅内血压也明显上升

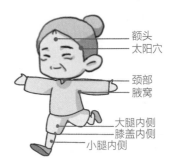

额头
太阳穴

颈部
腋窝

大腿内侧
膝盖内侧
小腿内侧

四、如何防止癫痫患者持续发作时受伤?

1. 如果患者在日常生活中发生癫痫持续发作,立即将其安置于安全的环境中,移除身上的危险品,比如刀具、笔、眼镜等。如果患者在病床上,立即拉起床挡,床挡周围用软垫保护,防止肢体碰撞到床挡而受伤。

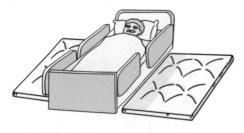
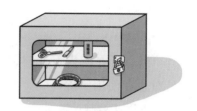

老人若躺在病床上，将床挡拉上，床挡可以
用被套包裹，防撞伤。
必要时，可以在床旁地面放一张床垫。

2. 癫痫发作的时候，切勿按住或限制、约束患者肢体，以免造成骨骼、肌肉或软组织损伤。

五、如何预防癫痫持续状态患者窒息？

1. 将患者置于平卧位，使其头偏向一侧，防止口腔内唾液及呕吐物反流，导致窒息发生。

2. 在发作的时候，把患者衣领、领带、腰带等解开，因为癫痫发作时全身抽搐，会导致衣服比较紧，从而影响到患者呼吸。

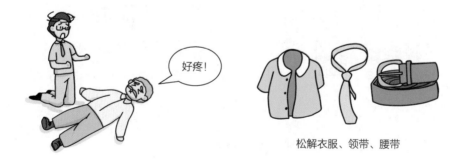

好疼!

松解衣服、领带、腰带

（李银萍　张露）

第三章
漫话偏头痛

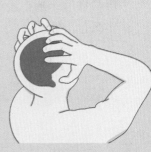

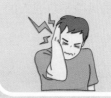

第一节 基础知识

一、什么是偏头痛?

偏头痛是一组反复发作、常为搏动性的头痛。多呈单侧疼痛，常伴恶心、呕吐。

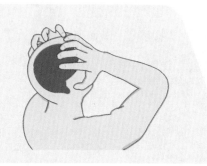

二、偏头痛的诱发因素有哪些?

偏头痛的诱发因素有不规律的睡眠或睡眠不足、误餐、压力、咖啡因过量、缺乏运动、过劳和饮食不当等。

三、偏头痛会遗传吗?

遗传、饮食、内分泌以及精神因素等与偏头痛的发病有一定关系，偏头痛不一定都遗传，偏头痛家族资料显示有一定的家族聚集性。50%~80% 的患者有阳性家族史，在不同的发病类型中，偏瘫性偏头痛和脑干先兆偏头痛的患者遗传因素最明显。先兆偏头痛的遗传影响强于无先兆偏头痛，前者阳性家族史较多见。先兆偏头痛先证者的一级家属罹患先兆偏头痛的风险是普通人的近 4 倍，其患无先兆偏头痛的风险则与普通人类似。无先兆偏头痛先证者的一级家属罹患无先兆偏头痛的风险是普通人的 1.9 倍，其罹患先兆偏头痛的风险是普通人的 1.4 倍。

四、偏头痛更"偏爱"女性吗?

2008—2009 年中国 18 岁至 65 岁人群流行病学调查显示,偏头痛一年患病率为 9.4%,男性为 5.9%,女性为 12.8%,女性患病风险是男性的 2.25 倍。这与女性的月经周期、激素水平变化等存在着紧密联系。据统计,约 60% 女性患者偏头痛与月经周期密切相关。因此,有一种"痛"称为"月经性偏头痛"。据研究表明,月经性偏头痛多于月经期的第一日、第二日最为严重,其发病机制至今尚未完全阐明,目前认可的是雌激素撤退机制及前列腺素释放机制。

生育年龄的女性偏头痛患病率较高,妊娠期偏头痛缓解,而分娩后多恢复到以前的状态,这从另一方面说明激素水平波动与月经性偏头痛具有一定的关系。

2013 年国际头痛协会头痛分类委员会制订了偏头痛分类,将月经性偏头痛作为无先兆性偏头痛的一个亚型,并将其分为 2 个类型:单纯月经性偏头痛、月经相关性偏头痛。

单纯月经性偏头痛:发生在月经来潮的女性;符合无先兆性偏头痛的诊断标准;头痛发生在月经前 2 天到月经发生后 3 天;连续的 3 个月经周期中至少有 2 个周期头痛发作;在月经周期的其他时间没有偏头痛发作。

月经相关性偏头痛:发生在月经来潮的女性;符合无先兆性偏头痛的诊断标准;头痛发生在月经前 2 天到月经发生后 3 天;连续的 3 个月经周期中至少有 2 次发作;在月经周期的其他时间也有偏头痛的发作。

五、既然称为偏头痛,是否就是头部一侧疼痛另一侧不痛呢?

不是的,头痛可能是一侧、双侧或是交替性的。

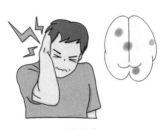

偏头痛

六、偏头痛的类型有哪些？

国际头痛疾患分类将偏头痛分为以下类型：

1. 无先兆偏头痛。

2. 先兆偏头痛　包括典型先兆偏头痛、脑干先兆偏头痛、偏瘫性偏头痛和视网膜性偏头痛。

3. 慢性偏头痛。

4. 偏头痛的并发症　包括偏头痛的持续状态、无梗死的持续先兆偏头痛、偏头痛性梗死和偏头痛先兆触发的痫性发作。

5. 很可能的偏头痛　包括很可能的先兆偏头痛和很可能的无先兆偏头痛。

6. 可能与偏头痛相关的发作性综合征　包括复发性的胃肠道功能紊乱、良性阵发性眩晕和良性阵发性斜颈。

七、可诱发偏头痛的食物有哪些？

常见诱发偏头痛的食物有酒（尤其是红酒）、巧克力、熟奶酪、腌制品、熏制品、发酵食品、含咖啡因的饮食（咖啡、碳酸饮料、茶）、味精、糖精、泡菜、发色剂、防腐剂、柑橘类水果（橘、柑、橙、柚、柠檬）等。

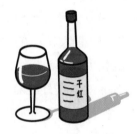

八、有些人工作压力比较大，是不是偏头痛的概率会变高？

由于工作压力大带来的误餐、过劳、睡眠不足这些都会使偏头痛的风险增加。

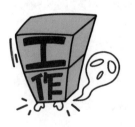

九、偏头痛的常见先兆有哪些？

不是所有的偏头痛都有先兆，先兆偏头痛只占10%，绝大部分是无先兆偏头痛，约占80%。偏头痛的先兆以视觉先兆较为常见，多为暗点、闪光和黑蒙，部分有短暂的单眼盲或双眼的一侧视野偏盲，也可出现思睡、烦躁和偏侧肢体感觉或运动障碍。

十、先兆症状出现多久以后会出现偏头痛？

先兆症状持续 10~20 分钟，在头痛即将出现之前发展到高峰，消失后随即出现搏动性疼痛。

第二节 疾病危害

一、偏头痛有哪些伴随症状?

偏头痛可能会伴有恶心、呕吐、出汗、畏光。

二、偏头痛会导致偏瘫吗?

偏瘫性偏头痛多起病于儿童或青少年时期,常在成年后偏瘫发作停止,代之以其他类型的偏头痛。其临床特点为头痛发作的同时或过后,出现同侧或对侧肢体的不同程度瘫痪、上下肢力量减退等症状,尤其是上肢,并可在头痛消退以后持续一段时间。在偏瘫对侧的大脑半球脑电图检查可出现慢波。

第三节 预防和治疗

一、偏头痛可以进行预防性治疗吗?

对于女性来说,月经性偏头痛是可以进行预防性治疗的。

二、目前临床上常用的预防性治疗药物有哪些?

预防性治疗包括短程经前预防性治疗及连续激素治疗,而前者在经前期短时间给药治疗较后者连续长时间给药方式上有优势。因此,对于具有规律、可预测的月经周期的女性患者,可采用短疗程经前预防性治疗。当患者无规律月经周期或短疗程经前预防性治疗无效时,可启动连续激素治疗方案。

三、偏头痛发作时应立即吃药吗?

大多数患者在发作之初(指的是头痛开始之后使用而不是在先兆期间),头痛尚轻时尽早用药。

四、偏头痛患者长期吃止痛药会"上瘾"吗?

不是只要吃止痛药都会依赖,也就是所说的"上瘾",主要还是应该掌握好方式、方法。

五、偏头痛患者如何选择止痛药?

适宜的药物选择原则是分层式原则和阶梯式原则。分层是指在选择药物之前,首先应评估偏头痛的致残程度。当患者在最近3个月中丧失工作、家务、学习或娱乐能力超过50%的天数大于10天时,患者的偏头痛程度就为中至重度,应给予偏头痛特异性药物治疗,而程度为轻度时,则可给予阶梯治疗,即先给予非特异性镇痛药，无效后再给予特异性镇痛药。这些药物治疗的时间每月均不要超过 10 天，以免形成药物依赖，或是转变为药物滥用性头痛或慢性偏头痛。阶梯治疗的原则既可用于单次发作，也可用于多次发作。即当次发作非特异性镇痛药无效时，数小时后可尝试特异性镇痛药，或是患者尝试非特异性镇痛药治疗，数次发作之后疗效欠佳时应尝试特异性镇痛药。

预防性用药原则：

1. 中至重度偏头痛每月发作 2 次以上、每次持续 2 天以上者，或发作不频繁，但是严重影响日常生活者。

2. 治疗性用药无效，或有禁忌证，或有严重不良反应者；治疗性用药过度使用者；特殊类型的发作，如偏瘫性偏头痛、脑干先兆偏头痛、先兆时间长的偏头痛等，或有可能导致永久性神经功能缺损者；1 周超过 2 次的频繁发作或发作程度逐渐加重者。

六、除药物治疗外，有其他治疗偏头痛的方法吗？

常见的非药物治疗方法有针灸、推拿、生物反馈结合肌肉松弛训练、冥想、心理治疗（认知行为治疗）、高压氧疗法等。

第四节　特殊情况

偏头痛会伴随终身吗？

偏头痛多见于女性，常始于青春期，多在经前期或经期发作，更年期后逐渐减轻或消失，约 60% 育龄女性患者在妊娠期偏头痛发作停止，分娩后可复发。

（李宏丹）

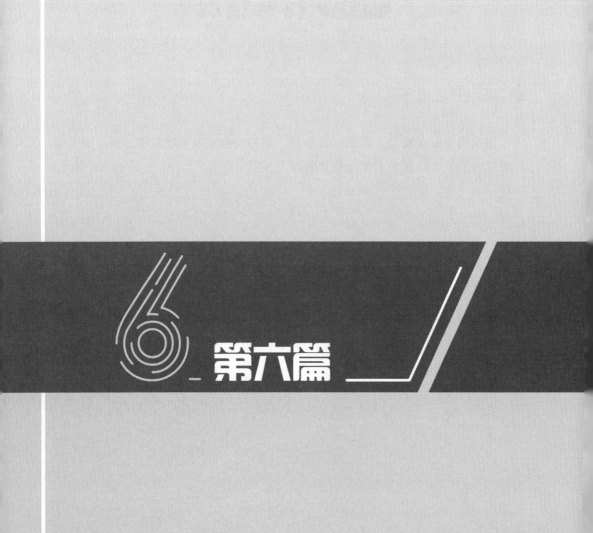

6 第六篇

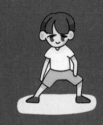
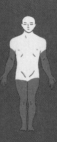

漫话神经系统自身免疫性疾病

第一章

漫话重症肌无力

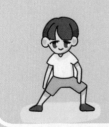

第一节 基础知识

一、什么是重症肌无力?

1. 重症肌无力是一种神经 - 肌肉接头部位因乙酰胆碱受体减少而出现传递障碍的自身免疫性疾病。病变主要累及神经 - 肌肉接头突触后膜上的乙酰胆碱受体。

2. 重症肌无力临床分类(改良 Osserman 分型)

(1)Ⅰ型:眼肌型,病变仅局限于眼外肌,两年之类其他肌群不受累。

(2)Ⅱ型:全身型,有一组以上肌群受累。

1)ⅡA 型:轻度全身型,四肢肌群轻度受累,伴或不伴眼外肌受累,通常无咀嚼、吞咽和构音障碍,生活自理。

2)ⅡB 型:中度全身型,四肢肌群中度受累,伴或不伴眼外肌受累,通常有咀嚼、吞咽和构音困难,生活自理困难。

(3)Ⅲ型:重度激进型,起病急、进展快,发病数周或数月内即可累及咽喉肌,半年内累及呼吸肌,伴或不伴眼外肌受累,生活不能自理。

(4)Ⅳ型:迟发重度型,隐匿起病,缓慢进展,开始表现为Ⅰ型、ⅡA 型、ⅡB 型,两年内逐渐发展至累及呼吸肌。

(5)Ⅴ型:肌萎缩型,起病半年内可出现骨骼肌萎缩。

二、为什么会得重症肌无力?

(一)外因

临床发现某些环境因素如环境污染造成机体免疫力下降;过度劳累造成免疫功能紊乱;病毒感染、使用氨基糖苷类抗生素或 D- 青霉素胺等药物诱发某些基因缺陷等。

(二)内因

有研究发现许多自身免疫性疾病不但与组织相容性抗原复合物基因有关,还与非组织相容性抗原复合物基因有关。

（三）重症肌无患者自身免疫系统异常

临床研究发现本病患者体内有许多免疫指标异常，通过治疗后症状消失，但异常的免疫指标却没有好转，这是本病病情不稳定、容易复发的一个重要因素。

三、哪些人群易患重症肌无力？

1. 女性多于男性，任何年龄组均可发病，40 岁前女性患病率高于男性，40~50 岁男女发病率相当，50 岁后男性发病率高于女性，10 岁以前发病的仅占 10%。

2. 患胸腺瘤者主要是 50~60 岁的中老年患者，以男性居多。

3. 家族病例少见。

4. 感染、精神创伤、过度疲劳、妊娠、分娩等都可为诱因。

四、重症肌无力的发病机制是什么？

正常的疲劳是由于肌肉连续收缩释放乙酰胆碱数量递减，而重症肌无力是因为神经 - 肌肉接头处乙酰胆碱受体数量减少及抗体竞争作用，使终板电位未能有效扩大为肌纤维动作电位，运动终板传递受阻，使肌肉收缩力减弱所致。

五、重症肌无力有哪些病理特征？

1. 约 70% 成人型重症肌无力患者的胸腺长大，腺体有淋巴细胞增殖。

2. 约 10% 的患者胸腺患有淋巴上皮细胞型的胸腺瘤，其淋巴细胞是 T 淋巴细胞，并有上皮细胞新生，良性胸腺瘤组织替代正常腺体。

3. 约 50% 的病例肌肉内有淋巴细胞聚集，其周围有小坏死灶，但无周围血管受累。

4. 少数病例，尤其是无胸腺瘤的患者，有散在的肌纤维坏死伴炎性细胞浸润。

六、重症肌无力有哪些特征性临床表现？

（一）主要症状

受累肌肉病态疲劳，晨轻暮重，活动后加重，休息后减轻。

（二）起病和首发症状

大多数患者起病隐匿，首发症状多为一侧或双侧眼外肌麻痹，如眼睑下垂、斜视和复视，重者眼球运动明显受限甚至眼球固定，但瞳孔括约肌一般不受影响，双眼症状大多不对称，以 10 岁以下小儿眼肌受损较常见。

（三）主要临床特征

受损的肌肉呈疲劳状态。连续的肌肉收缩活动后易发生严重的肌肉无力，甚至瘫痪，短时间休息后又可缓解，一般症状大多发生在下午或傍晚，疲劳后加重，早上或经过休息后症状减轻，呈现比较规律的波动性变化。受累肌肉常明显地局限于一组。

（四）眼肌型重症肌无力的临床特点

1. 眼　不对称，凝视时易疲劳，最常累及的眼外肌是内直肌。

2. 口

（1）舌、颊、腭（鼻音）构音障碍。

（2）吞咽困难：过度清喉音、复发性肺炎（细微症状）。

（3）咀嚼无力：腭疲劳，腭闭锁无力，腭闭锁比腭张开更受影响。

3. 面部

（1）强迫闭上眼睛无法隐藏睫毛。

（2）面颊肿胀，流口水。

4. 肢体肌肉

（1）通常近心端肢体对称无力。

（2）手臂比腿更受影响。

5. 轴向的肌肉

（1）颈部屈曲。

（2）伸颈垂头。

6. 呼吸肌

（1）劳力性呼吸困难，吸气困难，咳嗽，呼吸急促。

（2）呼吸衰竭。

七、胸腺疾病为何会导致重症肌无力？

1. 重症肌无力与胸腺密切相关，约80%的重症肌无力患者合并有胸腺异

271

常，包括胸腺滤泡增生及胸腺瘤。

2. 重症肌无力作为胸腺恶性肿瘤的常见伴发疾病，常表现为低度恶性的组织学类型，并有助于及早发现胸腺肿瘤。

八、诊断重症肌无力需要做哪些检查?

1. 血、尿和脑脊液检查均可正常；胸部 CT 可发现胸腺瘤，常见于 40 岁以上的患者。

2. 神经重复频率刺激检查　应在停用新斯的明的 24 小时后检查，否则可出现假阳性。

3. 单纤维肌电图　已被证明对下运动神经元以及肌病有应用价值，尤其是对神经 - 肌肉接头疾病的诊断十分有价值。单纤维肌电图可以测得临床上的神经 - 肌肉障碍，如果无力肌肉颤抖正常，就可以排除重症肌无力。

4. 全身型患者肌肉抗乙酰胆碱受体抗体（AChR-Ab）检测，阳性率为 85%~90%，一般无假阳性。

九、重症肌无力会遗传吗?

重症肌无力有一定的遗传易感性，少数重症肌无力患者有家族史，一般累及一代或两代的家族成员。孕妇可将乙酰胆碱的抗体经胎盘传递给胎儿，在胎儿出生后会出现一些肌无力的表现，但不一定会发病。重症肌无力还受环境、精神刺激、疲劳等各种因素的影响。

第二节 疾病危害

一、重症肌无力患者为什么会出现睁眼无力、视物不清、复视、眼球不灵活?

1. 眼肌型，病变仅局限于眼外肌，导致眼外肌无力。对称或非对称性上眼睑下垂和 / 或双眼复视是重症肌无力的首发症状，常见于 80% 以上的患者。

2. 还可以出现交替性上睑下垂、双侧上睑下垂、眼球活动障碍等。

3. 瞳孔大小正常，光反射正常。

二、重症肌无力患者为什么会说话含糊不清、带鼻音，出现"面容扭曲"?

1. 重症肌无力患者当咽喉肌受累时可出现构音障碍、鼻音、声音嘶哑等。

2. 当出现面肌受累时患者可出现鼓腮漏气、眼睑闭合不全、鼻唇沟变浅、苦笑面容或肌病面容。

三、重症肌无力患者为什么会出现进食困难、饮水呛咳?

当患者咀嚼肌受累时可出现咀嚼困难，同样咽喉肌受累还可以导致吞咽困难、饮水呛咳等。

四、重症肌无力患者为什么手臂不能上抬、腿软、行走困难，甚至出现窒息感?

1. 颈肌受累，以屈肌为著，出现头颈活动障碍、抬头困难或不能抬头。肢体各组肌群均可出现肌无力症状，以近端为主。

2. 呼吸肌无力时可导致呼吸困难、无力，部分患者可出现肌无力危象，需要进行人工辅助通气。

五、什么是重症肌无力危象?

重症肌无力危象是指重症肌无力症状急骤进展，呼吸肌和延髓支配肌肉严重受累，迅速出现呼吸肌麻痹，以致不能维持换气功能，是重症肌无力患者常见的死亡原因。重症肌无力危象分为三种类型：

（1）肌无力危象：最常见，由于抗胆碱酯酶药物剂量不足所致。

（2）胆碱能危象：是由于抗胆碱酯酶药物过量所致。患者肌无力加重的同时出现肌束震颤和毒蕈碱样反应。

（3）反拗危象：患者对抗胆碱酯酶药物不敏感，是由中毒、感染、电解质紊乱等导致。

六、重症肌无力能治愈吗?

1. 大多数重症肌无力患者病程迁延数年至数十年，需要药物维持治疗，病程中症状常波动，个别患者突发起病，少数患者起病后 2~3 年自然缓解。发病早期出现缓解，治愈的可能性较大，如缓解 1 年或更长时间又重新发病，提示疾病进展。

2. 重症肌无力发病后第一年死亡率最高，过去超过 30%，目前已下降到 5% 以下。发病后 4~7 年是进展性病例第二个死亡高危期，此期过后病程趋于稳定，复发风险减少。

第三节 预防和治疗

一、复视怎么办?

当同一物像落在两眼视网膜的非对应点上,大脑中枢不能将它们融合为一,而被感觉为两个影像时,称为复视。

1. 单眼复视　一只眼睛看东西出现复视,另一只眼睛正常。

2. 双眼复视　两只眼睛同时看东西时出现复视。

3. 单眼复视时可以遮住出现复视的眼睛,用正常的眼睛看东西即可改善症状。双眼复视,可随意遮住一只眼睛,只用一只眼睛看东西即可。

4. 若患者出现间歇性复视,一般为眼睛疲劳导致,患者应注意休息。

二、说话不清、交流困难怎么办?

1. 患者及倾听者都应有耐心,只有双方都有良好的心态才能保证交流的顺利进行。

2. 患者无法表达自己的需要和情感而烦躁、自卑时,应给予关心、体贴和尊重。

3. 指导患者采取任何可行的方式表达自己的需要,可借助卡片、笔、图片、手势等进行简单而有效的沟通。

三、吞咽困难、饮水呛咳时怎么办?

1. 患者掌握正确的进食时间及进食方式,避免强行服药和进食,以免导致窒息或吸入性肺炎。

2. 无其他特殊疾病的情况下,患者应进食高蛋白、高维生素、高热量、富含钾和钙的软食或半流质饮食。避免进食干硬、粗糙的食物。

3. 每天记录患者的进食量,发现患者摄入量明显减少、进食时间延长、体重下降、精神不振、皮肤弹性减退等情况应及时就医。

4. 病情严重患者，无法进食时应保留胃管，保证充足的营养。

四、重症肌无力患者进餐时需要注意哪些事项？

1. 患者进餐时尽量选择坐位，进餐前充分休息，或者在服药后 15~30 分钟产生药效时进餐。

2. 保证良好的进餐环境，减少环境中不利于患者进食的因素，如交谈、电视声响等。

3. 鼓励患者细嚼慢咽，保证充足的进食时间，不要催促、打扰患者。

五、如何做好重症肌无力患者的家庭安全防护措施？

1. 轻症患者要养成规律的生活习惯，避免劳累、受凉、感染、外伤和情绪激动，以防肌无力危象的发生。

2. 每个患者服药时间不同，家属应注意提醒患者服药，夜间需要服药的患者提前调好闹钟，外出时随身携带药物。

3. 育龄期女性注意避免妊娠及人工流产，考虑怀孕者应就医咨询。

4. 保持良好心态，避免大喜、大悲。

5. 季节交替时注意避免受凉、感染，保证室内空气清新，注意开窗通风。

6. 家属应理解、关心患者，给予患者精神支撑和生活照顾，细心观察和及时发现病情变化，当出现肌无力加重、呼吸困难、恶心、呕吐、腹痛、大汗、瞳孔缩小时警惕危象的发生，应立即就医。

六、如何合理安排重症肌无力患者的作息时间？

1. 患者应建立健康的生活方式，生活规律，保证充分的休息和充足的睡眠，避免熬夜、劳累，尽量少去人群聚集的场所。

2. 重症肌无力患者呈现晨轻暮重表现，故应保证中午有充足的休息时间，避免午后、傍晚时间症状加重。

3. 病情严重患者，应卧床休息。

七、为什么重症肌无力患者要预防感染?

重症肌无力是自身免疫性疾病,其中最常见的诱因就包括感染。重症肌无力的患者抵抗力下降,容易导致症状加重,同时也容易引起感染发生,一旦发生感染会加重患者病情,对于症状缓解期的患者如若感染,可能会导致病情的复发。对于所有重症肌无力患者,预防感染都是不可轻视的事情。

八、预防感染的方法有哪些?

(一)院内预防

1. 住院患者及陪护人员注意保持手卫生是预防院内感染最有效的措施之一。

2. 接触患者前,接触患者后,接触患者血液、体液后,接触病房环境后(即接触病床、椅子、门把手、各种仪器和设备等),都需要按六步洗手法洗手。

3. 任何时候流动水洗手都是最有效、最简洁的保持手卫生的措施。

4. 严格遵医嘱用药,避免抗生素滥用。

5. 留置胃管患者每天行口腔护理。

(二)院外预防

1. 保持个人卫生,早晚刷牙(包括留置胃管患者),可用淡盐水或漱口水漱口,漱口时避免发生呛咳或误吸。

2. 流感季节避免去人群密集场所,外出需佩戴口罩,做好防护措施。

3. 加强营养,病情稳定患者可适当活动,以增强抵抗力。

4. 季节更替时注意增减衣物,避免着凉,保持充足睡眠。

5. 每天开窗通风,保持室内环境良好。

九、重症肌无力患者不宜做哪些活动?

重症肌无力患者应避免劳累,病情稳定的患者可以适当活动,一般生活、工作不受影响。对于病情相对稳定的患者,注意休息,活动、工作以不感疲劳为宜。需避免重体力劳动,避免熬夜,避免体力消耗过大的运动等。对于病情未稳定的患者,应卧床休息。

十、重症肌无力的治疗方式有哪些?

（一）药物治疗

1. 胆碱酯酶抑制剂　常用新斯的明、溴吡斯的明。溴吡斯的明最常用，不良反应小，医生根据患者临床情况调整剂量，所有抗胆碱酯酶药物的应用应按个体差异决定，从最小剂量开始，以能保持最佳用药效果和维持进食能力等为标准。

2. 皮质类固醇类　通常用于所有年龄的中重度重症肌无力患者，特别是 40 岁以上患者，常同时合用抗胆碱酯酶药。

3. 免疫抑制剂　激素治疗半年无改善可考虑使用免疫抑制剂。

4. 血浆置换　常用于胸腺切除的术前准备，以避免或改善术后呼吸危象，也可用于其他类型的危象，使大多数患者症状有不同程度的改善，疗效可维持数日或数月。

5. 人免疫球蛋白静脉滴注，连用 5 天，适用于各类危象，该法较血浆置换简单易行。两种方法（人免疫球蛋白静脉滴注和血浆置换）在病情加重时都可使用。

（二）手术治疗

1. 胸腺切除术　全身型重症肌无力患者多适于做胸腺切除，约 80% 无胸腺瘤的患者术后症状会缓解或消失，症状严重患者一般不宜手术治疗，可能会增加死亡率。儿童或年龄大于 65 岁患者手术指征应个体化。尽管手术比较安全，但仍要谨慎。眼肌型患者除非伴有胸腺瘤，一般不适合手术治疗，但有复视的眼肌型患者可考虑胸腺切除。

2. 胸腺切除的疗效一般在数月或数年后显现，故该疗法并非应急治疗。

十一、口服溴吡斯的明片的注意事项有哪些?

1. 一般成人起始剂量为 60mg 口服，每 4 小时一次，医生可根据病情调整剂量。若患者进食困难，可在饭前 30 分钟服药。

2. 常见不良反应　腹泻、恶心、呕吐、胃痉挛、汗液及唾液增多等，少有尿频、缩瞳等表现。

3. 心绞痛、支气管哮喘、机械性肠梗阻及尿路梗阻患者禁用。

4. 心律失常、房室传导阻滞、术后肺不张或肺炎患者及孕妇慎用。

5. 溴吡斯的明和艾司洛尔合用会导致毒性作用增加。

十二、使用激素的注意事项有哪些?

1. 激素的副作用多,患者在使用激素过程中应严格遵医嘱使用,禁止自行加减药量,甚至停药。

2. 哺乳期女性、儿童、老年人用药均需要慎重。

3. 特殊风险人群

(1)儿童:长期、每天分次给药会抑制儿童生长,这种治疗方法只可用于非常严重的情况。

(2)糖尿病患者:使用激素可导致血糖升高,增加糖尿病患者对口服降糖药物的需求。

(3)高血压患者:使动脉性高血压病情恶化。

(4)有精神病史者:已有精神病倾向或情绪不稳的患者可能会因使用皮质类固醇而加重病情。

第四节 特殊情况

一、患重症肌无力育龄期女性患者可以怀孕吗?

重症肌无力患者怀孕后对症状有何影响目前尚无明确定论。多数患者的病情不会加重,也不会影响分娩的时间和方式。怀孕期间使用胆碱酯酶抑制剂和糖皮质激素相对安全,其他免疫抑制药物有可能影响胚胎的正常发育,应在怀孕前停用。如计划近期怀孕,就应避免使用甲氨蝶呤和霉酚酸酯等有致畸性的药物,及时到医院就诊,医生会根据患者具体情况给出相应的参考。

二、心理因素对疾病的影响有哪些?

有报道显示,精神创伤是住院环境下本病复发或加重的一个重要独立危险因素,具体原因尚不清楚,但在既往的临床观察中均有所验证,突发事件或心理因素导致情绪波动极易影响治疗效果,严重者可诱发危象。因此,重症肌无力患者应保持良好的心态,才能达到最佳的治疗效果。

三、胸腺术后发生重症肌无力危象的原因是什么?

临床上危象的发生原因很复杂,术前很难预测是否会发生危象。常见影响因素有肺部感染、年龄、术前危象史和 Osserman 分型、是否规范用药(激素和抗胆碱酯酶药物的用法和用量)、术前 AChR-Ab 滴度等。随神经免疫学的进展,有报道显现,AChR-Ab 滴度随激素治疗而变化,术前滴度越高,越容易发生危象。

四、如何预防肌无力危象的发生?

1. 密切观察患者病情变化,警惕是否出现危象前状态。
2. 遵医嘱按时、按量用药,不可随意调整剂量,尤其是激素的剂量。

3. 避免劳累、受凉、情绪波动等，保持良好的情绪。

4. 避免吸烟、饮酒，禁止私自使用可影响神经 - 肌肉接头传递功能的药物，如麻醉药、镇静剂、肌肉松弛剂、抗心律失常药物等。

五、胸腺切除术对青少年重症肌无力患者的生长发育是否有影响?

胸腺切除术一般选择年龄在 18 周岁以上的患者，随访显示手术对 18 周岁以上患者的生长发育没有影响，而激素治疗对生长发育是有一定影响的，故应在医生指导下严格用药。

（冯灵 罗曦）

漫话抗N-甲基-D-天冬氨酸受体脑炎

第二章

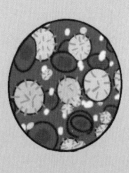

第一节　基础知识

一、什么是抗 *N*- 甲基 -*D*- 天冬氨酸受体脑炎?

抗 *N*- 甲基 -*D*- 天冬氨酸(*N*-methyl-*D*-aspartic acid, NMDA)受体脑炎是由于免疫系统发生识别错误,自己攻击自己而出现的一种自身免疫性脑炎,2007年第一次被国外学者发现并命名。

二、抗 *N*- 甲基 -*D*- 天冬氨酸受体脑炎的病因是什么?

目前认为抗 NMDA 受体脑炎的产生是由于体内产生了异常的抗 NMDA 受体抗体,该抗体在适宜的条件下作用于神经系统 NMDA 受体而致病,但对于这种异常抗体产生的原因尚不清楚。

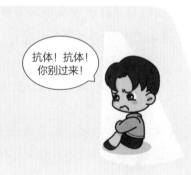

抗体! 抗体! 你别过来!

三、诊断抗 *N*- 甲基 -*D*- 天冬氨酸受体脑炎要做哪些检查?

诊断抗 NMDA 受体脑炎常需要做脑电图、磁共振,以及脑脊液学和血清学检查等,抗 NMDA 受体抗体在抗 NMDA 受体脑炎患者的脑脊液中均呈阳性,血清中可为阳性,也可为阴性。

第二节 疾病危害

一、抗 N- 甲基 -D- 天冬氨酸受体脑炎患者会有哪些不适？

多数抗 NMDA 受体脑炎患者早期常表现为疲劳、发热、头痛等类似于感冒的症状，之后可逐渐出现情绪不稳、行为和性格改变、偏执、妄想、幻觉、焦虑、抑郁等精神症状，以及癫痫样症状发作、意识不清、扮鬼脸、记忆力下降、说话模糊不清、心慌、容易出汗、呼吸困难等症状，但这些症状不是每个患者都会出现。

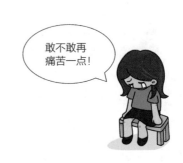

二、抗 N- 甲基 -D- 天冬氨酸受体脑炎怎么治疗？

抗 N- 甲基 -D- 天冬氨酸受体脑炎的治疗还没有统一标准。目前推荐的药物或疗法包括糖皮质激素、丙种球蛋白和血浆置换等一线治疗措施，以及利妥昔单抗、环磷酰胺等二线治疗措施，合并肿瘤者推荐早期进行肿瘤切除治疗。

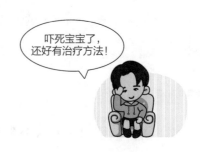

三、抗 N- 甲基 -D- 天冬氨酸受体脑炎能治愈吗？

虽然该病症状较重，但多数患者经过早期治疗、合理治疗后预后较好，可完全治愈，也有部分患者会有后遗症。

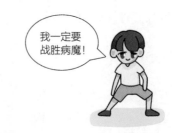

第三节 特殊情况

一、抗 *N*- 甲基 -*D*- 天冬氨酸受体脑炎和肿瘤有什么关系？

患者常合并肿瘤，育龄期女性以畸胎瘤最为常见。部分患者常在脑炎症状出现后才发现肿瘤，有些患者甚至在复发时才发现肿瘤。因此，肿瘤筛查对抗NMDA受体脑炎患者非常重要，但也有相当一部分患者不合并肿瘤。

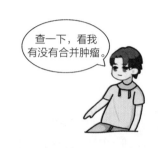

查一下，看我有没有合并肿瘤。

二、抗 *N*- 甲基 -*D*- 天冬氨酸受体脑炎会复发吗？

抗NMDA受体脑炎复发率较高，复发的原因及影响因素还不清楚。

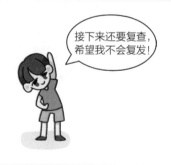

接下来还要复查，希望我不会复发！

（彭叶捷　袁平乔）

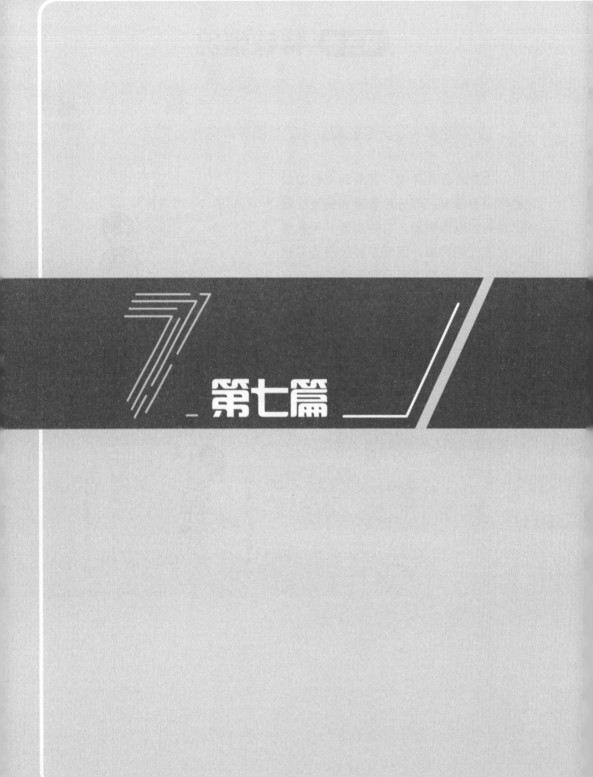

第七篇

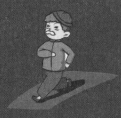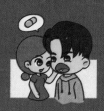

漫话神经系统变性疾病

第一章 漫话运动神经元病

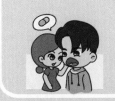

第一节　基础知识

一、什么是运动神经元疾病?

运动神经元病（motor neuron disease，MND）是一组神经系统变性疾病，有神经内科"癌症"之称，选择性侵犯大脑皮质、脑干和脊髓运动神经元，即老百姓熟知的"渐冻症"，在世界卫生组织罗列的五大绝症中与癌症、艾滋病、白血病、类风湿并列。

二、"渐冻症"的由来?

1874 年，Jean Martin Charcot 描述了一类疾病并将其命名为肌萎缩侧索硬化（amyotrophic lateral sclerosis，ALS）。为了唤起人们对肌萎缩侧索硬化症这一严重疾病的重视，ALS/MND 国际联盟组织将每年 6 月 21 日定为"世界渐冻人日"。

三、引起运动神经元病的原因有哪些?

目前运动神经元病的病因和发病机制尚不清楚，研究发现主要与遗传因素、兴奋性氨基酸的毒性作用、自身免疫因素、职业、生活方式、环境因素有关。

四、运动神经元病的诊断方法有哪些?

1. 脑干和脊髓各节段的上、下运动神经元受累体征是诊断 MND 的重要依据，诊断主要依据患者的临床表现和肌电图检查结果，而脑脊液检查、脊柱磁共振等有助于排除其他疾病，但是无法确诊运动神经元疾病。

2. 常规需要进行神经影像检查，血、尿、脑脊液等人体标本的实验室检测，排除其他疑似 MND 或 ALS 的诊断，必要时可进行肌肉活体组织检查。

3. 基因检测不是 MND 诊断的常规检查，但有助 ALS 的诊断和遗传学评估。

4. 尤其注意当临床症状不典型或疾病发展进程不明确时，应定期进行复诊或重新评估。

五、运动神经元病常需要与哪些疾病进行鉴别诊断?

MND 起病症状不典型,发病率低,误诊率高,首发症状常为单个肢体的无力或言语不清,不易引起患者重视,易与颈椎病、周围神经病等混淆,被误诊为脑血管病与颈椎病的比例较高,被误诊为腰椎病的比例次之。

六、运动神经元病主要有哪些类型?

运动神经元病主要包括肌萎缩侧索硬化、进行性延髓麻痹、原发性侧索硬化、进行性脊肌萎缩几种类型,在所有运动神经元疾病中,肌萎缩侧索硬化最为常见,占 MND 的 80%~90%。

第二节　疾病危害

一、运动神经元病是绝症吗?

运动神经元病作为世界范围内的神经系统难治性疾病,各国学者一直致力于研究其有效治疗方法,目前该病尚无有确切疗效的药物,治疗效果并不理想。

二、运动神经元病预后怎样?

大多数运动神经元患者平均生存期为 3~5 年,患者最终多死于呼吸肌麻痹或其他并发症所致的呼吸衰竭。

三、运动神经元病可怕吗?

由于运动神经元控制着运动、说话、吞咽、呼吸等肌肉活动,患者大脑、脑干和脊髓中运动神经细胞受到侵袭,肌肉逐渐萎缩和无力甚至瘫痪,并且说话、吞咽和呼吸功能减退,直至呼吸衰竭而死亡。由于感觉神经并未受到侵犯,因此运动神经元病并不影响患者的智力、记忆或感觉。

四、运动神经元病的易感人群有哪些?

男性多于女性,男性发病率约为女性的 2 倍,并且多数患者起病年龄大于45 岁,职业主要为农、林、牧、渔劳动者;大多数呈散发性,少数患者有家族史;部分患者曾有农药、重金属等物质接触史。

五、运动神经元病的疾病发展过程是怎样的?

1. 症状初始期　患病初期可能出现手突然无法握筷,或走路偶尔会无缘无故跌倒,症状较轻或无任何明显症状。

2. 工作困难期　此阶段患者明显手脚乏力，生活尚可自理，工作困难。

3. 日常生活困难期　病程进入中期，手或脚、或手脚同时出现严重障碍，日常生活已无法自理，如无法自行行走、穿衣，语言表达不清，进食出现困难。

4. 吞咽困难期　病程已进入终末期，语言表达严重不清楚，四肢严重障碍，不能活动，进食困难，易呛咳。

5. 呼吸困难期　患者出现呼吸困难，需要行气管切开术使用呼吸机辅助呼吸。

第三节 预防和治疗

一、运动神经元病是否可以根治？

目前尚无有效措施能够阻止运动神经元病的发展或改变疾病的转归，临床主要采取综合治疗，根据患者病情，综合经济、社会等多种因素选用不同的治疗手段。

二、常见的治疗方法有哪些？

（一）西医治疗

目前临床上通过美国食品药品监督管理局（Food and Drug Administration，FDA）认证的药物是利鲁唑，主要适用于轻中症患者，以增强肌力、缓解症状、推迟气管切开的时间，但不能根治，且费用昂贵。成年人剂量是每次 50mg 口服用药，每天 2 次。

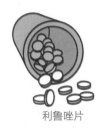

利鲁唑片

（二）中医治疗

由于本疾病症状动态演变，中医治疗时需根据患者病情变化灵活选择。常见的中成药有金水宝胶囊、六味地黄丸、黄芪注射液。中医治疗有穴位注射、捏脊疗法。

（三）综合治疗

在疾病发展阶段患者会出焦虑、抑郁、流涎、构音障碍等，应根据具体情况，针对性予以相应指导与治疗，应用辅助设备，帮助患者进行心理调节以提高生活质量。一般无须手术治疗。

三、利鲁唑的安全性如何？不良反应有哪些？

利鲁唑一般耐受性较好，偶尔会出现恶心、头晕、乏力、体重减轻等。

四、偏方能治疗运动神经元病吗？

民间偏方吃泥鳅可以用于治疗运动神经元病，这是不可信的。目前中西医治疗、免疫治疗、干细胞治疗都不能治愈本病，只能改善、缓解部分症状。部分患者及其家属因患上此病无特效药物治疗，会执迷听信民间偏方，容易上当受骗，造成相反的效果。

五、怎样预防运动神经元病？

由于运动神经元病的发病原因不明，因此目前还没有特异而有效的预防方法，但保持良好的生活习惯对预防疾病发生有益处。避免将自己暴露于铅、汞、铝等金属环境中，尽量避免过度重体力劳动，尽量避免外伤的出现。合理膳食，注意营养均衡，尤其要注意各种维生素的摄入。

第四节　特殊情况

一、运动神经元病患者的家庭照顾、居家环境安排有哪些要求？

1. 患者房间光线充足、向阳、温湿度适宜、定期通风，避免受凉感冒。

2. 房间布置选择暖色调，选择合适的床垫，家具摆设整齐有序，减少障碍物。

3. 床旁设置呼叫器，根据患者年龄、喜好设置电视机、收音机等，缓解患者的孤单。

二、运动神经元病患者的家庭照顾、日常饮食有哪些要求？

膳食结构合理，提倡摄入高热量、高蛋白食物，如奶、肉类、蛋类、鱼虾、豆制品、坚果、碳水化合物等。患者因为肢体无力可能没办法自己进食，可适当选择勺子等工具，注意营养均衡搭配，建议少食多餐。忌烟酒，避免食用辛辣刺激性食物。

三、运动神经元病患者的家庭照顾，卧床者的翻身、按摩有哪些要求？

对于长期卧床的患者应保持周围环境干净、整洁，家属或护理人员应每天帮助患者在床上多做被动运动，帮助患者翻身、拍背、按摩、擦洗，减少感染、压力性损伤等并发症的出现。患者都有不同部位、不同程度的肌力减退或肌力完全丧失，加强功能锻炼，延缓肌肉萎缩、关节僵硬也非常重要。每2小时翻身按摩肢体，活动关节，鼓励患者主动握拳，做深而慢的呼吸运动，锻炼呼吸肌，保证和维持肌肉正常功能，瘫痪患者将肢体摆放于功能位。

四、如何对运动神经元病患者进行心理护理？

运动神经元病患者由于肌肉逐渐萎缩需要长期卧床，病情反复且逐渐加重，病程长，患者很有可能存在焦虑、抑郁的情绪，应加强心理疏导，列举成功案例，帮助患者树立战胜疾病的信心，帮助患者保持情绪稳定，必要时予以抗焦虑、抑郁药物或进行心理治疗。

五、运动神经元病患者如何进行体育锻炼？

患者自身免疫力低下，鼓励患者进行简单的锻炼，注意休息，劳逸结合，避免剧烈运动，可做一些医疗保健体操，如打太极拳或练气功，以增强体质，提高机体免疫力。

六、运动神经元病患者如何维持语言功能？

运动神经元病进展到后期，多数患者会出现语言表达障碍，严重降低患者生活质量。处理措施包括鼓励患者减慢讲话速度，多用短词、短句等，指导患者用肢体或其他非语言形式进行表达，必要时提供适当的辅助交流工具（如图片、文字指示牌）。有条件者可选择计算机语言合成器等。

七、运动神经元病患者吞咽困难怎么办？

1. 对于有咀嚼和吞咽困难的患者应进食软食、半流食，少食多餐。对于肢体或颈部无力者可调整进食姿势和用餐工具，如使用勺子，缓慢进食。

2. 当患者出现明显的吞咽困难、体重下降、脱水或存在呛咳误吸的风险时，应尽早行经皮内镜下胃造口术，以保证营养摄取、稳定体重、延长生存期。

3. 晚期患者吞咽无力、呼吸困难，拒绝或无法行经皮内镜下胃造口术（PEG）者可采用鼻饲饮食。

4. 严密监测患者吞咽情况，防止误吸。

（陈德智　李思琴）

第二章
漫话阿尔茨海默病

第一节 基础知识

一、什么是阿尔茨海默病?

阿尔茨海默病是老年人常见的神经退行性疾病,临床特征为隐匿起病,进行性记忆力减退,持续性认知能力下降以及运动障碍等,并伴随一系列精神病症状。认知功能障碍和精神症状终将导致患者的职业能力及社会生活能力下降甚至丧失。该疾病已成为继心血管疾病、肿瘤和卒中后致老年人死亡的第 4 大原因。

二、如何区别阿尔茨海默病与健忘?

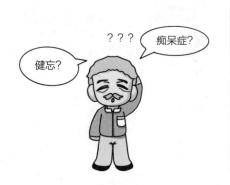

阿尔茨海默病患者	一般的健忘者
记不起发生过的事,即使反复提醒也回忆不起来	只是遗忘事情的某一部分,经过提醒就会想起
丧失了识别周围环境的能力,不知道自己身在何处	对时间、地点、人物关系和周围环境的认知能力丝毫未变
会逐渐丧失生活自理能力	日常生活可自理
毫无烦恼,思维越来越迟钝,语言越来越贫乏,缺乏幽默感	对记忆力下降相当苦恼,为了不误事常记备忘录

阿尔茨海默病患者不仅记忆力衰退,而且会伴随多种病态症状,对周围的环境丧失判断能力。

三、阿尔茨海默病会不会遗传?

阿尔茨海默病确实存在家族聚集现象,约占所有阿尔茨海默病患者数的不足 5%。遗传性的阿尔茨海默病的发病年龄一般比较早,约在 30 岁、40 岁或者 50 岁左右就发病。

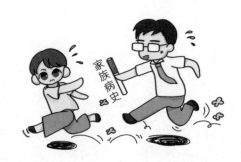

四、哪些人容易患阿尔茨海默病？

1. 阳性家族史 患者家庭成员的患病危险率比一般人群高 3~4 倍。

2. 年龄 65 岁以上的人群中有近 10% 受到影响，65 岁以后，年龄每增加 5 岁，发病率就会增加 1 倍，85 岁老年人 20%~50% 有阿尔茨海默病。

3. 性别 女性高于男性，阿尔茨海默病患者中，女性多于男性且病程通常较男性长。65 岁以上患病女性通常比同年龄的男性高 2~3 倍。妇女从 50 岁开始脑体积减小，而男性比女性的脑萎缩至少要晚 10 年。女性认知功能减退发生更早，而男性认知功能下降更快。

4. 疾病因素 高血糖、高血压、高胆固醇、高同型半胱氨酸、血管因素、抑郁等。

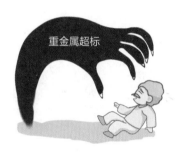

重金属超标

5. 饮食因素 饱食、营养过剩、营养不均衡。

6. 生活习惯 吸烟、过量饮酒、缺乏锻炼。

7. 环境因素 头部外伤史、受教育程度低、重金属接触史（如铝）。

第二节 疾病危害

一、阿尔茨海默病有哪些临床表现？

记忆力下降、语言障碍、视空间觉失认、定向力障碍、运用障碍、计算障碍、思维和判断能力下降、行为心理问题等。

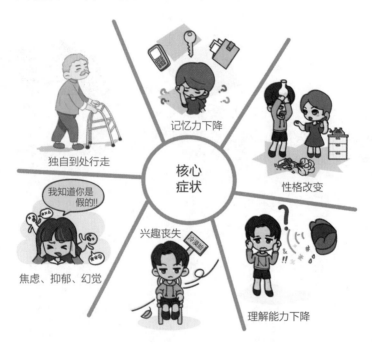

二、阿尔茨海默病的严重程度如何划分？

阿尔茨海默病根据疾病的发展和认知功能缺损的严重程度可分为轻度、中度和重度。

（一）轻度（1~3 年）

疾病早期，患者症状轻微。

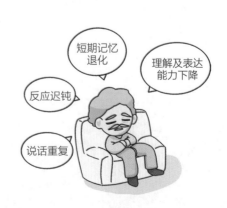

1. 记忆障碍 是典型的首发征象。早期以近记忆力受损为主，可伴有远记忆力障碍，表现为对刚发生的事或刚说过的话不能记忆，忘记熟悉的人的名字，经常失落物品，忘记重要的约会及许诺的事，记不住新来同事的姓名；学习新事物困难，看书读报后不能回忆其中的内容，对年代久远的事记忆相对清楚。逐渐开始影响和妨碍患者的日常生活，如忘记电话号码或忘记关煤气，经常找不到东西，有些患者可能会因此而怀疑周围的人，以为找不到的东西是被他人拿走，家人会注意到患者经常有重复的行为，如反复问一个问题。

2. 语言功能受损 患者可能出现找词和找名字困难的现象。忘记时间，记不清具体的年、月、日。

3. 思维迟缓 思考问题困难，特别是对新的事物表现出茫然难解。

4. 此期患者社交礼仪通常保持良好，尚能完成已熟悉的日常事务，个人生活基本能自理。对自己记忆出现问题有一定的自知力，并力求弥补和掩饰，如经常做记录，避免记忆缺陷给工作和生活带来不良影响。

（二）中度（2~10年）

此阶段患者不能独立生活。

1. 记忆障碍 日益严重的记忆障碍，用过的物品随手即忘，日常用品丢三落四，甚至丢失贵重物品，刚发生的事情也遗忘。忘记自己的家庭住址及亲友的姓名，尚能记住自己的名字。有时因记忆减退而出现错构和虚构。远期记忆力也受损，不能回忆自己的工作经历，甚至不知道自己的出生年月。

2. 定向力障碍 除有时间定向障碍外，也出现地点定向障碍，容易迷路走失，甚至不能分辨地点，如学校或医院。

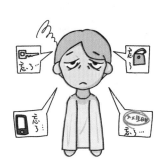

3. 言语功能障碍 言语不畅，理解及复述能力差，讲话无序，内容空洞，不能列出同类物品的名称；继之出现命名不能。

4. 失认 不认识自己的亲人和朋友，甚至不认识镜子中自己的影像。

5. 失用 不能正确地以手势表达，无法作出连续的动作，如刷牙动作。已不能工作，难以完成家务劳动，甚至洗漱、穿衣等基础的生活料理也需家人督促或帮助。

6. 认知障碍 随着病情的进展逐渐出现，表现为掌握新知识、熟悉业务及社交能力下降。

7. 人格改变　缺乏主动性，活动减少，孤独，自私，对周围环境兴趣减少，对周围人较为冷淡，甚至对亲人漠不关心，情绪不稳，易激惹，对新的环境难以适应。

8. 精神和行为异常　情绪波动不稳，多疑，出现幻觉，有视觉、听觉异常。行为紊乱，常捡拾废品，乱拿他人之物；亦可表现为本能活动亢进，如当众裸体、出现攻击行为。

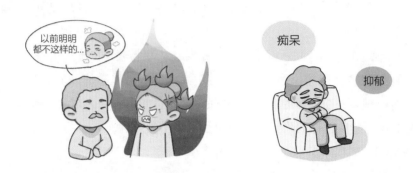

9. 睡眠障碍　部分患者白天思睡、夜间不宁。

（三）重度

记忆力、思维及其他认知功能皆受损。患者忘记自己的姓名和年龄，不认识亲人。语言表达能力进一步退化，只有自发言语，内容单调或反复发出不可理解的声音，最终丧失语言功能。患者活动逐渐减少，可以行走但为无目的的徘徊。可能出现判断力、认知力的完全丧失，会出现幻觉、幻想，出现一些古怪的行为，如无端指责配偶，被镜子里自己的影像吓到等，自我约束能力丧失，显得好斗或完全处于一种远离社会的消极状态。至最后完全需要他人照顾，最终只能终日卧床，大小便失禁。

疾病晚期部分患者出现神经系统病理征，如肌张力增高、运动迟缓、拖拽步态、姿势异常等，最终可呈现强直性或屈曲性四肢瘫痪。20% 患者可出现痫性发作。

三、阿尔茨海默病会诱发其他疾病吗？

阿尔茨海默病患者容易发生外伤、肺炎和其他感染、静脉血栓、便秘、营养不良、抑郁、脱水等并发症。

四、阿尔茨海默病患者的经济负担重吗?

阿尔茨海默病的治疗费用是比较高昂的，光是药物的费用每年就要花费几万块，有研究显示，阿尔茨海默病患者人均消耗的直接医疗费用达到 3.1 万元 / 年，再加上日常起居和饮食等方面的花销，对于一般家庭而言是会产生巨大经济压力的。2015 年，全球用于阿尔茨海默病的相关费用达到 8 170 亿美元，占据全球生产总值的 1.09%，相比 2010 年 6 040 亿美元的花费，增长了 35.4%。该费用在 2030 年，预计达 2 万亿美元左右。

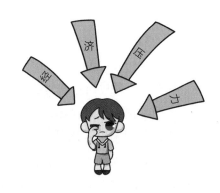

五、阿尔茨海默病预后如何?

目前尚无特效治疗方法可以逆转或阻止阿尔茨海默病的进展，通常病程为 8~10 年，但个体间存在很大的差异，有些患者可存活 20 年或更久。患者最终变得缄默和卧床不起，多死于并发症，如营养不良、继发感染和深静脉血栓形成等，加强护理对阿尔茨海默病患者极其重要，对绝大多数患者来说，后期都需要有他人看护、照料。

第三节 预防和治疗

一、阿尔茨海默病可以预防和治疗吗？

约 1/3 的患者是可以预防的。阿尔茨海默病是一个渐进的过程，目前无特定的治疗方案可以逆转，轻度和中度阿尔茨海默病患者经过治疗会延缓疾病的进展，甚至可以通过治疗恢复部分功能。

早期干预可维持健康或消除潜在的致病原因。比如注意饮食营养平衡，同时尽量避免使用铝制炊具。由于铝制炊具遇到酸或碱会游离出铝离子，铝离子进入人体会在大脑中蓄积，损害中枢神经系统。饮食多样化，从而降低患病风险；养成多运动的好习惯，老年人可根据自身状况，选择不同的运动方式（例如广场舞）。此外，要主动、及时治疗慢性病。

二、怀疑得了阿尔茨海默病该怎么办？

1. 早期诊断、早期治疗非常重要。
2. 门诊就诊（神经内科、精神科、老年科、记忆门诊），寻求专业医生帮助。
3. 提供详细病史，配合医生完成辅助检查。

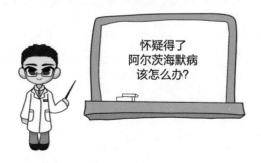

怀疑得了
阿尔茨海默病
该怎么办？

三、诊断阿尔茨海默病需要做哪些检查？

1. 颅脑 CT 和 MRI 显示脑皮质萎缩明显，特别是海马及内侧颞叶。

2. 神经心理学检测 常用日常生活能力评定量表、简易精神状态量表、韦氏成人智力量表及临床痴呆评估量表等进行检测。

3. 脑电图检查及脑脊液、β 淀粉样蛋白、Tau 蛋白检测，可用于鉴别诊断。

四、哪些药物可以治疗阿尔茨海默病?

(一) 改善胆碱能神经传递的药物

胆碱不足导致患者记忆减退、定向力丧失、行为和个性改变等。因此，具有增强胆碱能作用的药物在阿尔茨海默病的治疗方面发挥了重要作用。目前常用的药物是胆碱酯酶抑制剂，包括他克林、多奈哌齐、卡巴拉汀、利伐斯的明、加兰他敏。多项研究证实，多奈哌齐、卡巴拉汀对轻中度、中重度阿尔茨海默病的早期精神行为异常有效。卡巴拉汀透皮贴剂和多奈哌齐口腔崩解片改变了给药途径，增加了阿尔茨海默病患者的服药依从性，在不同程度上降低了药物的不良反应。在美国卡巴拉汀透皮贴剂用于治疗轻中度和重度阿尔茨海默病已获得 FDA 批准。大多数患者对胆碱酯酶抑制剂具有较好耐受性，部分患者可出现腹泻、恶心、呕吐等胃肠道症状，偶有眩晕发生。如多奈哌齐的不良反应以腹泻最常见，而卡巴拉汀则以呕吐最为常见，但眩晕的发生率均较低。

(二) NMDA 受体拮抗剂

盐酸美金刚、谷氨酸在脑内担任着学习和记忆的重要角色。盐酸美金刚通过调整谷氨酸来发挥作用，减缓患者思维能力和日常生活能力的下降速度。由于盐酸美金刚对中重度阿尔茨海默病患者妄想、激越等精神行为异常有一定治疗作用，因此，2014 年英国的一项针对精神行为症状管理的指南指出，盐酸美金刚可作为抗激越与焦虑的一线治疗药物。2015 年欧洲相关指南推荐盐酸美金刚与胆碱酯酶抑制剂联合治疗中重度阿尔茨海默病。

(三) 改善脑血液循环和脑细胞代谢的药物

扩张脑血管，减少因钙离子内流造成的神经细胞损伤或死亡，从而改善记忆和认知功能。常用药物有尼莫地平、氟桂利嗪、桂利嗪等。

(四) 激素类药物

雌激素可发挥抗氧化、减少淀粉样蛋白沉积对细胞的损伤、促进神经元的修复、防止神经细胞死亡等作用。使用雌激素治疗阿尔茨海默病可以缓解女性患者的症状，并可以延缓或防止患者病情发展。

（五）非类固醇消炎药物

经常服用阿司匹林或消炎镇痛药物的老年患者其认知障碍的危险性明显降低。小剂量阿司匹林可以减少阿尔茨海默病恶化。这是因为阿司匹林具有增强脑血流量、防止血液凝固的作用。

（六）毒蕈碱受体激动剂

高剂量服用毒蕈碱 M 受体激动剂占诺美林，可明显改善阿尔茨海默病患者的认知功能和动作行为能力。

（七）抗抑郁、抗精神病药物

帮助患者减轻失眠和易激怒症状。

五、阿尔茨海默的辅助治疗有哪些？

（一）中药治疗

人参、刺五加、银杏、石杉等均具有一定的益智和提高记忆的效果。

（二）针灸治疗

中医对阿尔茨海默病强调综合治疗，除药物治疗外，也常用针灸治疗，特别是运用电针，许多研究都认为针灸有一定的疗效。

（三）情志治疗

鼓励老年人多参加社会活动，有轻度症状的患者应进行力所能及的体力活动，多动手动脑，稳定情绪，减少不良刺激。音乐作为精神疾病的治疗手段，有一定的理论和实践依据。可让患者聆听一些舒缓的音乐、歌曲，不但可以稳定患者情绪，减少患者的激越行为，同时还能减轻患者的身心压力。

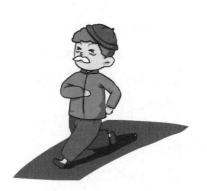

六、与阿尔茨海默病患者交流沟通需要注意些什么？

患者在医院接受治疗的初期，由于对医院环境感到陌生或住院时间过长，其心理会发生一定的变化，在疾病症状与负面心理的双重作用下，患者生活质量也会受到严重的影响。应注意不要伤害患者的自尊，耐心倾听和理解患者，尽量不要与患者起争执，避免大声训斥患者。对有语言障碍的患者，应同情和理解患者的痛苦，增加他们的信心，注意交谈要正面、直接、简单，说话声音要温和，语速要缓慢，一次只说一件事，必要时可借助手势或图片、文字等其他方式进行有效的沟通。

七、阿尔茨海默病患者口服药物的注意事项有哪些?

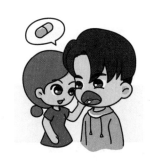

按时服物，服药时必须看着患者服药，帮助其将药全部服下，以免患者遗忘或错服。对伴有抑郁、幻觉和自杀倾向的患者，一定要把药品管理好，放到患者拿不到或找不到的地方。遇到患者拒绝服药时，可以通过转移注意力、和甜食混合、将药研碎拌在饭中，药吃下后让患者张开嘴，看看药是否咽下，防止患者在无人时将药吐掉。吞咽困难的患者，应将药片分成小粒或碾碎后溶于水让患者服用，或从胃管内注入药物。

注意观察药物的不良反应：有无头晕、恶心、胃肠道不适、口干、视物模糊、便秘、尿潴留、谵妄、体位性低血压。

八、阿尔茨海默病患者的饮食需要注意些什么?

选择营养丰富、新鲜、易消化的食物，同时要保证饮食的清淡，多让患者吃新鲜的水果和蔬菜。

阿尔茨海默病患者存在记忆力、认知能力下降等问题，或者合并其他的疾病，在进食过程中经常会发生哽咽、呛咳、难咽、误食等问题，甚至发生窒息。患者就餐的餐具要选择不锈钢、塑料等不会轻易破损的材料，食物要切成小块、碎片或薄片，便于咀嚼。不容易咽下的食物尽量不要让患者食用，鱼刺、肉骨头都要挑出来。进食时应尽量保持环境安静，饭菜的温度要适宜。患者不能自行进食时，注意喂饭速度不宜过快，应给予患者足够的咀嚼时间；若患者拒绝进食则不应强行喂食，可设法转移其注意力，使其平静后再缓慢进食；必要时留置胃管鼻饲饮食。

其次，要注意观察患者平时是否存在喜欢食用不能作为食物的东西或食用垃圾等不良行为。

九、阿尔茨海默病患者日常生活如何护理?

提供清洁、整齐、通风、温馨、光线柔和的居家环境,早期症状较轻时,尽量保证患者充分地休息与睡眠,鼓励患者参与自己有兴趣和爱好的活动,例如阅读图书报刊、下棋、打牌、唱歌等,但避免过度紧张和劳累;户外活动和锻炼应有专人陪伴,防止走失,病情重卧床休息的患者,加固床挡,有精神症状的患者适当约束,以防止发生意外情况。

（一）防走失

1. 专人照顾、陪伴患者。

2. 给患者随身携带标记有家人联系方式的卡片、腕带、饰品,或者具有定位功能的手机、手表等电子设备。

3. 定期留存患者的近身照,患者走失后可利用近身照寻求大众及社会力量的帮助。

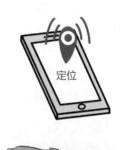
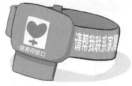

（二）穿衣

1. 衣服件数不要多,按内外、上下顺序排列。

2. 衣服简单、宽松、合适,颜色统一,纽扣最好以拉链代替,皮带用弹性松紧带裤腰代替。

3. 在选择样式时千万不要与患者争执,患者出现错误不要责备。

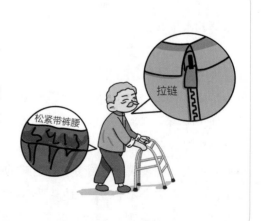

（三）如厕

1. 固定时间引导患者去厕所。留意观察患者上洗手间前的种种迹象，如局促不安、拽衣服等。

2. 当患者发生尿失禁时不要责备，记录尿失禁发生的时间，避免再次发生。

3. 晚上限制饮用带有咖啡因的饮品。

4. 患者外出前提前做准备，衣物要简便、容易脱，并随身携带备用衣物以便紧急换用。

（四）卫生

1. 在照顾患者洗脸时，应从后面或旁边进行帮助，因为面对面为患者洗脸常使患者感到强迫而拒绝或不合作。

2. 患者不肯刷牙或不会刷牙，可用棉棒沾盐水擦洗，达到清洁的效果。每天要检查义齿和牙槽是否吻合，每天三餐后要摘下义齿并清洗干净。

3. 患者指甲应剪短，以免伤人伤己。

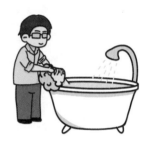

4. 洗澡时要有人陪伴，不能独自一人。保持固定时间洗澡的习惯。为患者准备好水和洗浴用具。不用泡沫多的洗浴用品，以免滑倒。患者拒绝洗澡或不能洗澡时，可化整为零分步进行洗澡或进行床上擦浴。

（五）病情观察

观察患者的认知功能，如记忆力、判断力、计算能力、定向能力和语言能力，尤其应注意患者的精神、行为症状，如偏执、情绪不稳定、无目的漫游、攻击破坏和吵闹等，注意有无幻觉、妄想、人格改变、焦虑、抑郁、睡眠障碍，有无偏瘫、感觉障碍、构音障碍等表现，若有上述表现应及时就医。

十、阿尔茨海默病患者需要做哪些康复训练？

（一）智力训练

根据患者的病情和文化程度，可教他们记一些数字，由简单到复杂反复训练，也可以把一些事情编成顺口溜，让他们记忆背诵，还可以利用扑克、拼图、跳棋、练书法等，帮助患者进行思维训练以增强记忆。讲述有趣的小故事，引导患者对生活中发生的事情进行思考和归纳总结。

（二）记忆力训练

使患者保持原有的兴趣爱好，定时看书、读报、听音乐及看电视。给患者看物品，然后请他回忆刚才看过的物品；让患者回忆家中发生的事情；用提示帮助患者回忆，在以后的训练过程中减少提示。

（三）情感障碍康复训练

给患者信息及语言刺激训练，寻找患者有兴趣的话题进行交谈；对有妄想的患者，与其交谈时，注意谈话技巧，不可触及妄想的内容；对幻听、幻视患者，要稳定情绪，分散其注意力。

（四）日常生活能力训练

对生活能力下降的患者，要给予充分的时间完成日常生活活动，不限定时间，不催促，对日常生活能力严重受损的患者，应反复讲解和示范，加强长期的训练。

第四节 特殊情况

一、阿尔茨海默病患者的照顾者面临的压力有哪些?

在我国,家庭照护仍为阿尔茨海默病患者的主要照顾模式,对于照顾者而言,护理阿尔兹海默病患者是痛苦的,既要付出无时无刻的关注,占据照顾者大部分时间与精力,同时又要承受部分患者的坏脾气,与患者沟通会受到严重的阻碍,让家属看不到希望,会产生一种无助感,渐渐地失去耐心。照顾者常常感到疲劳、紧张,出现愤怒、焦虑、抑郁、沮丧、敌视等负性情绪。

对阿尔茨海默病患者家庭照顾者的调查显示,80.12% 的照护者不得不一直看护患者,78.39% 的照护者表示社交生活常受到影响,76% 的照顾者出现焦虑,42% 的照顾者出现抑郁症状。值得注意的是,阿尔茨海默病患者的照顾者承受的负担所产生的影响不仅仅出现在照顾过程中,即使在停止照顾 3 年后,照顾者的抑郁情绪和不良应对行为仍持续存在。

另外,阿尔茨海默病的治疗费用比较高昂,再加上日常起居和饮食等方面的花销,对于一般家庭而言是会产生巨大经济压力的。

长期照顾阿尔茨海默病患者,照顾者在经济、体力和心理上都承受着极大的负担,并严重影响其生活质量。

二、阿尔茨海默病患者的照顾者如何自我缓解压力?

(一)对患者疾病持现实的态度

照顾者必须承认患者的病情不会好转且会进一步恶化。

(二)对照顾者自己持现实态度

照顾者要认识到照顾患者需耗费时间、精力,照顾者在照顾患者的过程中会遇到难以想象的困难,要不断调整心态,克服主观或客观因素的影响,对每天必须要做的事情作出计划。

(三)接受照顾者的感情

当照顾患者时,照顾者会有很多复杂的感情,即使在一天内,照顾者可能有时感到孤独、沮丧、内疚、高兴、悲伤，有时会感到尴尬、害怕、憎恨、充满希望或无望。这些感情也许令人困惑，而且很难处理，这属于正常现象，心情不好并不意味着照顾者不是一个好的照顾者，这表明照顾者正在尽最大能力想把照顾工作做得最好。

（四）与别人分担照顾者的感受

找一个能安慰自己的人比如朋友、护理者，也可以是阿尔茨海默病支持小组的成员，和他谈照顾者的感受和令照顾者困扰的事情。加入一个支持性团体（如阿尔茨海默病小组），这里的成员都是阿尔茨海默病患者的照顾者，与他们交流经验是非常有帮助的。

（五）看到事物好的方面

对待事物的态度会使照顾者的感觉方式发生很大变化，尽量去发现事物好的方面，发现患者依然能够做的事情，而不是关注于患者不能做的事情。比如虽然患者不能准备晚餐，但他也许仍然能够择菜。不要过多地关注照顾者的失望及存在的问题，对照顾者提供的照顾工作要给予奖励。

（六）照顾者的自我调适

1. 照顾好自己，不要忽略照顾者自己的健康，这是很重要的。注意营养，尽量规律锻炼，寻找放松的方式，并且确保照顾者得到了必要的休息，定期看医生和进行体格检查。

2. 留给自己时间，照顾者需要规律的休息，照顾者需要放松，使照顾者在照顾之外还有别的乐趣，不要等到照顾者筋疲力尽时才想到放松。留出时间继续做那些对照顾者来说重要的事情，这样使照顾者在照顾过程中不会感到紧张、孤单。

3. 寻找幽默　阿尔茨海默病患者都很木讷，照顾患者的工作确实枯燥，照顾者不应丧失幽默感或者说对乐趣的渴望，如果照顾者们能共同分享快乐和笑声，那么照顾工作会更加令人愉快。

（七）帮助别人来理解这种疾病

照顾者有必要成为教师，因为对照顾者的家庭和朋友解释阿尔茨海默病是很重要的。让照顾者的家庭和朋友了解阿尔茨海默病，这样会对照顾者的照顾工作提供更多的帮助。

（八）获得帮助与支持

独自一人不能照顾阿尔茨海默病患者时，必须向其他人员（家人、亲戚、朋友、护理人员）或者专业机构寻求帮助。

（九）对未来作出计划

当患者还有能力进行部分活动时，应该了解其状况并作出相应的计划，而且在必要时进行记录。如果照顾者不能够照顾阿尔茨海默病患者，要考虑其他的照顾计划。

阿尔茨海默病诊治新进展

（陈德智　冯薇）

313

参考文献

［1］常红.帕金森病居家照护指导手册［M］.北京：人民卫生出版社，2019.

［2］中国卒中学会.中国脑血管病临床管理指南［M］.北京：人民卫生出版社，
　　2019.

［3］蒋红.神经科临床护理案例精选［M］.上海：复旦大学出版社，2018.

［4］贾建平，陈生弟.神经病学［M］.8版.北京：人民卫生出版社，2018.

［5］尤黎明，吴瑛.内科护理学［M］.6版.北京：人民卫生出版社，2017.

［6］中华医学会神经病学分会，中华医学会神经病学分会周围神经病协作组，
　　中华医学会神经病学分会肌电图与临床神经电生理学组，等.中国吉兰 - 巴
　　雷综合征诊治指南 2019［J］.中华神经科杂志，2019，52（11）：877-882.

［7］廉羚，姚晓黎.运动神经元病的鉴别诊断［J］.中华神经科杂志，2019，52
　　（10）：841-846.

［8］中国老年医学学会急诊医学分会，中华医学会急诊医学分会卒中学组，中
　　国卒中学会急救医学分会.急性缺血性卒中急诊急救中国专家共识 2018［J］.
　　中国卒中杂志，2018，13（9）：956-967.

［9］国家卫生健康委员会急诊医学质控中心，中国医师协会急诊医师分会，世
　　界中医药学会联合会急症专业委员会.中国急性缺血性卒中急诊诊治专家共
　　识［J］.中国急救医学，2018，38（4）：281-287.

［10］冯灵，杨蓉，陈静，等.视神经脊髓炎患者生活质量研究进展［J］.护理研
　　　究，2017，31（31）：3914-3916.

［11］WARNER J J, HARRINGTON R A, SACCO R L, et al. Guidelines for the
　　　early management of patients with acute ischemic stroke：2019 update to the 2018
　　　guidelines for the early management of acute ischemic stroke［J］. Stroke，2019，
　　　50（12）：3331-3332.

［12］FUENTES B, NTAIOS G, PUTAALA J, et al.European Stroke Organization（ESO）
　　　guidelines on glycaemia management in acute stroke［J］. European Stroke

Journal, 2018, 3（1）: 5-21.

［13］THOMPSON A J, BANWELL B L, BARKHOF F, et al. Diagnosis of multiple sclerosis: 2017 revisions of the McDonald criteria ［J］. The Lancet Neurology, 2018, 17（2）: 162-173.

［14］STAHL J P, AZOUVI P, BRUNEEL F, et al. Guidelines on the management of infectious encephalitis in adults ［J］. Med Mal Infect, 2017, 47: 179-194.